CONTRIBUTION A L'ÉTUDE

PHYSIOLOGIQUE ET THÉRAPEUTIQUE

DE

LA RÉSORCINE

PAR

Cyprien-Marie-Gabriel PÉRADON

Docteur en médecine de la Faculté de Paris.

***

PARIS

A. PARENT, IMPRIMEUR DE LA FACULTÉ DE MÉDECINE

A. DAVY, successeur

31, RUE MONSIEUR-LE-PRINCE, 31

—

1882

CONTRIBUTION A L'ÉTUDE

PHYSIOLOGIQUE ET THÉRAPEUTIQUE

DE

LA RÉSORCINE

PAR

Gabriel PÉRADON

Docteur en médecine de la Faculté de Paris.

PARIS

A. PARENT, IMPRIMEUR DE LA FACULTÉ DE MÉDECINE

A. DAVY, successeur

31, RUE-MONSIEUR-LE-PRINCE, 31

—

1882

A LA MÉMOIRE DE MA GRAND'MERE

A LA MÉMOIRE DE MA TANTE

A MON PERE, A MA MERE

A MON FRERE

A MON ONCLE

A MES AMIS

CONTRIBUTION A L'ÉTUDE

PHYSIOLOGIQUE ET THÉRAPEUTIQUE

DE LA RÉSORCINE

INTRODUCTION.

Avant d'aborder l'étude de la résorcine, nous voulons exposer en quelques mots le but que nous nous sommes proposé en expérimentant ce nouveau médicament peu connu en France et qui a été employé en Allemagne, pour la première fois, il y a quelques années, par le docteur J. Andeer et par le docteur Lichthein. Notre intention n'a pas été, après la thèse savante de notre confrère le docteur H. Callias, d'étudier la résorcine au point de vue de ses principales propriétés physiques et chimiques; nous nous contenterons de les rappeler en quelques mots. Nous n'étudierons pas davantage ses propriétés antiseptiques; les expériences nombreuses entreprises sur ce sujet, tant en Allemagne qu'en France, ont, à notre avis, suffisamment élucidé la question, et nous estimons que nous avons à notre disposition un antiseptique puissant dans ce médicament.

Les études faites dernièrement par le docteur Van-Oye,

sous les auspices et la direction du docteur Desplats, médecin en chef de l'hôpital militaire de Lille, sur les propriétés
antithermiques de l'acide phénique, nous ont engagé à étudier la résorcine qui se rapproche beaucoup de l'acide
phénique par sa constitution chimique et par quelques-
unes de ses propriétés, à l'étudier, dis-je, au point de vue
de son action sur la température. Nous avons entrepris ce
travail avec une entière bonne foi et sans aucun parti pris
et nous publions ici le résultat de la plus stricte observation. L'administration de la résorcine nous a conduit aussi
à étudier quelles sont les voies par lesquelles s'élimine
cette substance et quelle est son influence sur la quantité
et sur la qualité de l'urine.

Nous espérons avoir fait une œuvre utile, bien que fort
incomplète, en ce que notre travail pourra, peut-être, en-
gager à faire des recherches nouvelles qui auront pour résultat d'approfondir la question et de la faire sortir de
l'obscurité dans laquelle elle est encore plongée.

Auparavant nous exprimons publiquement notre recon-
naissance à M. le docteur Desnos, notre excellent maître,
qui a bien voulu nous autoriser à faire nos recherches dans
son service, et nous guider dans notre travail. Nous adres-
sons aussi nos sincères remercîments à M. Dujardin-Beaumetz, médecin de l'hôpital Saint-Antoine et à M. Gérardin,
ancien chef de clinique au Val-de-Grâce, médecin à
l'hôpital du Gros-Caillou, pour les conseils et les renseignements qu'ils ont bien voulu nous donner, en nous faci-
litant ainsi les recherches que nous avons entreprises.

Avant d'entrer dans l'exposé de ces recherches et de ces
études, nous allons donner un résumé rapide des principales propriétés physiques et chimiques de la résorcine;

nous rendrons compte des expériences que nous avons faites sur nous-même pour contrôler celles du docteur J. Andeer et pour étudier l'action physiologique de la résorcine, et, à l'aide des observations que nous avons recueillies, nous examinerons si c'est ou non un médicament antipyrétique et quelle est son action sur la quantité et la qualité de l'urine. Nous joindrons en outre quelques tableaux destinés à montrer l'influence immédiate de la résorcine sur la marche de la température.

PRINCIPALES PROPRIÉTÉS PHYSIQUES ET CHIMIQUES DE LA RÉSORCINE.

La résorcine, découverte vers 1860 par deux chimistes viennois, Hlassiwetz et Barth, en traitant par la potasse le galbanum, gomme résine tirée du peucedanum galbanifluum, est une substance appartenant à la série aromatique dont le noyau est formé par la benzine.

Depuis, on a employé bien d'autres substances telles que l'asa fœtida, la gomme ammoniaque, etc., pour obtenir la résorcine. D'autres procédés de préparation ont été trouvés, procédés compliqués que nous ne pouvons mentionner ici.

Il y a trois espèces de résorcine dans le commerce, suivant la plus ou moins grande pureté du produit.

La seule qui n'expose à aucun danger est la résorcine médicinale chimiquement pure ; c'est celle que nous avons employée.

M. Monnet, de Genève, est arrivé à l'obtenir dans cet état au moyen d'une opération qui se divise en quatre phases principales :

1° Préparation du phénylénédisulfite de sodium.

2° Fusion du phénylénédisulfite avec la potasse.

3° Extraction de la résorcine.

4° Purification.

La résorcine cristallise en longues aiguilles présentant la forme de prismes orthorhombiques, qui, s'adaptant les uns aux autres, dessinent de magnifiques arborescences.

Ces aiguilles, par leur juxtaposition, peuvent aussi prendre une disposition tabelliforme.

Les cristaux purs d'un blanc éclatant, restent absolument incolores quand ils sont exposés à l'air et à la lumière.

La résorcine présente un phosphorescence passagère dans l'obscurité.

L'odeur de la résorcine est faible et rappelle celle de l'acide phénique ou de l'acide benzoïque ; sa saveur sucrée à peine amère et aromatique produit sur la langue une légère réfrigération.

Le point de fusion varie suivant les auteurs de 99 à 118 degrés et son point d'ébulition de 270 à 276 degrés. — Elle se sublime à 300 degrés.

Soluble dans l'eau dans les proportions de 95 pour cent à la température ordinaire, dans l'éther, l'alcool, la glycérine, la vaseline, etc., elle est insoluble dans le chloroforme et le sulfure de carbone.

Les solutions aqueuses de la résorcine prennent au contact de l'air et de la lumière une coloration plus ou moins brunâtre suivant leur degré de concentration.

La réaction de ces solutions est neutre au papier de tournesol.

La résorcine traitée par le perchlorure de fer se colore en violet foncé magnifique. Si l'on y ajoute du sulfate de soude, la couleur produite est grenat foncé.

La résorcine coagule l'albumine en formant probablement un albuminate de résorcine. C'est de ce composé que l'on retire cette matière colorante que J. Andeer appelle le bleu de résorcine. Ce n'est d'ailleurs pas la seule matière colorante dérivée de la résorcine. Celle-ci traitée par l'anhydride phtalique donne la fluorescéine, substance très remarquable par sa fluorescence verte. Un certain nombre de dérivés bromés et iodés de cette dernière substance sont utilisés dans l'industrie comme matière colorante.

La résorcine fournit de nombreux dérivés en se combinant avec le chlore, le brome, l'acide azotique, l'acide azoteux, etc.

En même temps que la résorcine, deux corps isomères de celle-ci, l'hydroquinone et la pyrocatéchine, prennent place dans la même série aromatique. Il est bien probable que la résorcine en passant par l'organisme animal se transforme en une de ses congénères ou en l'un de leurs dérivés par décomposition, puisqu'elle ne peut pas donner naissance à des acides, de même que les autres phénols (1).

Nous avons vu que la résorcine coagule l'albumine ; elle provoque aussi la coagulation de la fibrine du sang et peut, par conséquent, servir d'hémostatique dans les hémorrhagies capillaires. Cette question a été traitée dans le travail de J. Andeer sur les propriétés antiseptiques, caustiques et hémostatiques de la résorcine.

ACTION PHYSIOLOGIQUE DE LA RÉSORCINE.

Avant d'étudier l'action de la résorcine sur l'homme à l'état pathologique, nous avons voulu nous rendre compte de l'action de ce médicament sur l'homme sain, estimant que c'est le meilleur moyen d'apprécier ses effets, et nous avons voulu en même temps contrôler les expériences que le Dr J. Andeer, de Wurtzbourg, a faites sur lui-même à différentes reprises.

Seulement nous devons faire remarquer que les expé-

(1) In Callias. Thèse inaug., 1881, p. 9, 1re partie,

riences du docteur J. Andeer ne pourront pas être com-
parées entièrement aux nôtres, parce que dans son mémoire
nous n'avons rien trouvé qui pût nous indiquer les variations qu'a subies la température pendant les expériences
auxquelles il s'est livré. Nous, au contraire, nous nous
sommes attaché surtout à vérifier l'action de la résorcine
sur la température, puisque c'était là le but principal de
nos recherches ; à ce point de vue nous croyons pouvoir
dire que nos observations sont plus scientifiques que celles
du médecin allemand.

Nous allons d'abord résumer ses principales observations : (1)

Après s'être habitué pendant quelque temps à prendre
de la résorcine, le docteur Andeer prit par jour, à jeun,
de 1 à 2 grammes de résorcine. Au bout d'une
semaine de ce régime il remarqua de la pâleur du visage,
de la dépression, de la faiblesse qui disparurent rapidement après un traitement par l'albuminate de fer et du vin
ouge.

Lorsque l'estomac est rempli après un repas copieux,
l'action de la résorcine est moins puissante que chez un
individu à jeun. Il a pu avaler trois grammes de résorcine
sans ressentir le moindre trouble.

Il a pris dans d'autres circonstances de trois à cinq
grammes de résorcine à jeun ; il a remarqué quelques
bourdonnements ; la température, le pouls et la respiration sont restés normaux.

Dix grammes pris en douze heures ont provoqué une
douleur sourde, de la lourdeur de tête et la perte de l'appétit.

(1) Eilendente Studien uber das Resorcin von Dr Justus Andeer, in Wurtzbourg, 1880, p. 50, 51, 52, 53 et 54.

Dix grammes pris en six heures ont amené de la dureté d'oreille, une expiration gémissante, des vertiges, de la fatigue, de la lassitude. La température, le pouls et la respiration restèrent normaux. Il n'observa pas d'hallucinations, de troubles intellectuels comme on en observe avec l'abus du sulfate de quinine.

Dix grammes pris en deux heures dans 200 grammes d'eau l'ont laissé sans aucun souvenir ; il a été pris d'une envie subite de dormir et a été trouvé à genoux et dormant près de la table où il travaillait. A son réveil il n'a rien ressenti.

Dix grammes pris en un quart d'heure ont provoqué des troubles de la vision : mouches volantes, diminution de l'acuité visuelle, lourdeur des paupières, dureté de l'ouïe, perte de l'odorat et du goût, langue épaisse. Il sentit alors ses sens s'en aller et un sentiment indescriptible d'être plongé dans l'eau. Convulsions, respiration sifflante, soupirante, contraction des extrémités ; il pense avoir eu de l'opisthotonos. Avec un traitement médical bien approprié le sentiment lui est revenu au bout de cinq heures, alors que les contractions se furent dissipées.

Dans aucun cas, dit-il, il n'a noté d'abaissement de température et il en fait la remarque avec étonnement.

Voici maintenant, le résultat de nos propres observations.

OBSERVATION I.

La température, avant l'ingestion de la résorcine, était de 37,1 le pouls battait 52 pulsations et l'on comptait 21 respirations par minute.

A 8 h. 25 m., je prends 2 gr. 25 centig. de résorcine.

8 h. 50 m. T. 36,8;   P. 50;   R. 21.

9 h. 25 m. T. 36,5;   P. 45;   R. 23.

9 h. 55 m. T. 36,5;   P. 50;   R. 17.

10 h. 25 m. T. 36,5;   P. 52;   R. 18.
11 h.   T. 36,7;   P. 58;   R. 18.
11 h. 30 m. T. 36,7;   P. 56;   R. 19.

Le tableau ci-dessus montre que l'abaissement maximum de température n'est pas très considérable ; il s'est produit pendant la deuxième heure qui a suivi l'ingestion du médicament, et au bout de trois heures la température tendait à remonter. Le pouls et la respiration ont été aussi peu influencés.

Vers 10 h. 25 m., j'ai ressenti un peu de lourdeur de tête, une légère sensation de chaleur avec de la rougeur de la face.

A 11 h., j'étais incommodé par des bouffées de chaleur à la peau sans transpiration.

Je mange à 11 h. 30 m. Aucun trouble dans la digestion.

Le lendemain matin les urines présentaient une coloration foncée que je n'avais pas constatée trois heures après l'absorption du médicament et j'obtenais un précipité brun avec le perchlorure de fer.

OBSERVATION II.

Avant l'expérience la température étaità 37,6; le pouls à 94 et la respiration à 26.

Je prends à 3 h.   1 gramme de résorcine.

3 h. 15. T. 37,3.

Je prends à 3 h. 30 1 gramme de résorcine.

3 h. 30. T. 37,3.

3 h. 45. T. 37,3.

Je prends à 3 h. 45 1 gramme de résorcine.

4 h.   T. 37,2;   P. 78;   R. 24.

4 h. 15. T. 36,9.

4 h. 30. T. 36,8.

4 h. 45. T. 36,7.

5 h.   T. 36,6;   P. 80;   R. 20.

J'éprouve à ce moment une légère sensation de froid; jusqu'à cette heure je n'avais éprouvé aucun symptôme appréciable; pas de chaleur à l'estomac, pas de transpiration, pas de bourdonnements, pas de vertiges.

5 h. 15. T. 36,6.

5 h. 30. T. 36, 7.

5 h. 45. T. 36,8.
6 h.   T. 36,9.   P. 52;   R. 20.
7 h. 45. T. 37,3.   P. 76;   R. 20.

Le maximum d'abaissement de température à été de 1 degré. Il s'est manifesté comme dans l'expérience précédente à la deuxième heure qu a suivi l'absorption du médicament et n'a pas duré plus d'une demi-heure ; à partir de ce moment la température est remontée lentement pour arriver à 37,3 à 7 h. 45, quatre heures et demie après l'ingestion de la résorcine. La respiration a été peu modifiée, il n'en a pas été de même du pouls qui a baissé presque de moitié, il est tombé de 94 à 52, trois heures après l'absorption. Aucun autre phénomène à noter.

OBSERVATION III.

Le 3 avril à 4 h. 30, je prends en une fois 2 gr. 50 centig. de résorcine dans un peu d'eau sucrée.

4 h. 30. T. 37;   P. 72;   R. 24.

Il y avait à peine dix minutes que j'avais ingéré le médicament que j'ai ressenti des bruissements dans les oreilles et une sensation de chaleur sur toute la peau du corps avec des picotements dans les mains et dans les cheveux. En voulant me lever j'ai éprouvé des vertiges qui m'ont obligé à m'asseoir ; je titubais comme un homme ivre et ma vue se brouillait.

Au bout de vingt minutes les vertiges diminuent et la vue devient un peu plus nette ; les bourdonnements sont moins intenses et la sensation de chaleur disparaît avec les fourmillements.

5 h. T. 36,5;   P. 64;   R. 24.

Je prends à 5 h. 1 gr. 50 centig. de résorcine.

A 5 h. 20 minutes je ressens un peu de lourdeur de tête et quelques bourdonnements dans les oreilles. Pas de transpiration. Rien du côté de l'estomac. La démarche n'est pas bien assurée et j'éprouve encore une légère titubation. La face qui était notablement rouge au début est maintenant très pâle.

5 h. 30. T. 36,3;   P. 68;   R. 16.

A 5 h. 45 la lourdeur de tête s'est dissipée et les bourdonnements ont cessé. La marche est plus assurée. Rien du côté de l'estomac, ni chaleur, ni pesanteur ; pas de transpiration.

6 h. T. 36,3;   P. 62;   R. 18.

Tout malaise a complètement disparu.

6 h. 30. T. 36,3;   P. 56;   R. 16.

7 h. T. 36,5;   P. 62;   R. 18.

Je mange à 7 heures.

8 h. T. 36,4.

La digestion se fait parfaitement et n'est troublée en aucune façon par l'absorption de la résorcine.

11 h. T. 36,2:   P. 72;   R. 16.

Les urines présentent une coloration verdâtre prononcée et donnent avec le perchlorure de fer un abondant précipité brun.

11 h. 30. T. .

Malgré la dose assez forte de résorcine ingérée, la température n'a baissé ni rapidement, ni d'une manière notable, et le maximum de 1 degré ne se manifestait que sept heures après le début de l'expérience. Etait-ce encore l'effet de la résorcine? Malheureusement je me suis endormi et je n'ai pas pu vérifier si elle baissait encore, ou si elle allait commencer sa période ascendante. Ce n'est que six heures et demie après la prise du médicament que les urines ont présenté la coloration caractétique; la couleur était plutôt verdâtre que brune. Le lendemain matin la température était de 36,6 et les urines présentaient une coloration très f o

Observation IV.

Une heure après mon repas de midi, je prends ma température qui est de 37, le pouls bat 60 pulsations et la respiration est à 20 par minute.

1 h. T. 37;   P. 60;   R. 20.

Je prends alors 5 grammes de résorcine en une seule fois dans 150 grammes d'eau sucrée; la potion me paraît piquante et amère.

1 h. 15. T. 37;   P. 64;   R. 20.

Vers 1 h. 20 m. J'éprouve des sifflements, des bruissements dans les oreilles et des trépidations dans la tête ; mais ces sensations sont moins ortes que dans l'expérience précédente. J'étais levé tandis qu'aujourd'hui je suis co u

1 h. 30. T. 37,   P. 64;   R. 20.

Je veux me lever à 1 h. 45 ; la tête ne me tourne pas, mais je n'ai pas les jambes très assurées bien qu'elles me supportent mieux que la dernière fois. J'éprouve un peu de pesanteur à l'estomac. Les bourdonnements d'oreille ont beaucoup diminué, pas de transpiration.

2 h. T. 36,7;   P. 60;   R. 18;
J'éprouve un peu de chaleur à l'estomac et un peu de somnolence.
2 h. 30. T. 36,7;   P. 60;   R. 20.
3 h. T. 36,8;   P. 58;   R. 20.
3 h. 30. T. 36,9;   P. 62;   R. 22.
4 h. T. 37;   P. 60;   R. 20.
4 h. 30. T. 37,4;   P. 80;   R. 24.

Les bourdonnements avaient complètement disparu vers deux heures. A quatre heures mes urines étaient fortement colorées. Au bout de vingt-quatre heures elles ne présentaient plus la moindre coloration.

Dans la soirée j'ai ressenti, pendant près d'une heure, de la lourdeur de tête et un peu de céphalalgie qui s'est dissipée assez rapidement.

Il y a plusieurs remarques à faire au sujet de l'expérience ci-dessus. Malgré le dose plus forte de résorcine absorbée, les phénomènes ont été moins accusés et l'abaissement de température a été, pour ainsi dire, insignifiant; au bout de trois heures la température étant plus élevée de 4 dixièmes de degré qu'au début de l'expérience, tandis que l'abaissement n'avait été que de 3 dixièmes de degré.

La digestion n'a pas été troublée et j'ai pu prendre le repas du soir comme à mon habitude.

Les urines ont présenté beaucoup plus tôt la coloration foncée; au bout de trois heures; dans l'autre cas, nous ne l'avions constatée qu'au bout de six heures et demie.

A quoi peuvent être attribuées ces différences? Est-ce parce que je suis resté couché, parce je n'étais pas à jeun, ou bien parce que j'ai pris le médicament à dose massive sans le fractionner ainsi que je l'avais fait précédemment.

OBSERVATION V.

La dose de résorcine ingérée pendant cette expérience a été de 6 gr. dissous dans 100 gr. d'eau et pris en trois fois, à un quart d'heure d'intervalle.

11 h. 30 m. T. 37,7;   P. 72;   R. 24.

Je prends 2 grammes de résorcine.

Le goût de cette solution est assez désagréable et un peu âcre; je ressens presque immédiatement de la chaleur à l'estomac.

Au bout de huit à dix minutes, je commence à entendre des sifflements dans les oreilles; la tête me tourne un peu; la transpiration commence à s'établir sur toute la surface du corps ; je ressens des picotements aux pieds et aux mains, la tête est lourde et j'éprouve un peu de céphalalgie.

11 h. 45. T. 37,3 ;   P. 72 ;   R. 24.

Je prends 2 grammes de résorcine.

A 11 h. 50, les bourdonnements, la chaleur et la transpiration qui n'a d'ailleurs pas été abondante ont disparu. Au bout de cinq minutes, à 11 h. 55, je ressens encore de la chaleur à l'estomac, les bourdonnements se font entendre de nouveau ; à midi les picotements reparaissent avec la sensation de chaleur ; les mains sont mouillées par la sueur, ainsi que la tête et le front ; céphalalgie, les picotements augmentent encore et je commence à avoir des vertiges.

12 h. T. 37 ;   P. 64 ;   R. 24.

Je prends 2 grammes de résorcine.

A midi 10, les bourdonnements sont très violents et les picotements insupportables ; je suis dans une grande agitation et j'éprouve de la pesanteur à la tête ; la transpiration n'augmente pas.

Midi 15. la transpiration est assez abondante, les bourdonnements augmentent, je n'entends plus rien, la tête me tourne, mon écriture devient illisible.... ; mais voici ce que me raconte un témoin qui m'assistait. J'ai éprouvé un tremblement assez fort pour être incapable de tenir quoi que ce soit entre mes mains ; embarras très grand de la parole, je ne pouvais articuler les mots, pâleur de la face, yeux hagards, agitation considérable. Je me plaignais de picotements dans les pieds, les genoux et d'une chaleur très grande par tout le corps, Je me suis levé comme un homme ivre en titubant et en me cognant à tous les meubles, je me suis déshabillé et mis au lit ; j'avais, paraît-il, l'air d'un fou.

12 h. 45. T. 36,5 ;   P. 60 ;   R. 20.

A 1 heure, j'étais revenu à moi-même, et je ne me rappelais pas du tout ce qui s'était passé je ressentais seulement un léger mal de tête.

1 h. T. 36,2 ;   P. 60 ;   R. 20.

1 h. 15. T. 36,3 ;   P. 56 ;   R. 20.

Lourdeur de la tête, somnolence ; les urines présentent une légère coloration.

1 h. 30. T. 36,3 ;   P. 48 ;   R. 19.

Je me lève, et je sens que la tête me tourne un peu ; à 1 h. 40, pâleur de la face, j'éprouve un malaise général pareil à celui que l'on éprouve lorsqu'on est sur le point d'avoir une syncope, sensation prononcée de froid, pas de bourdonnements.

1 h. 45. T. 36,3;   P. 66;   R. 20.

A 2 heures, lourdeur de tête avec une grande tendance au sommeil ; les urines deviennent de plus en plus foncées ; j'éprouve une sensation désagréable de froid ; les mains et le visage sont glacés.

2 h. 15. T. 36,3;   P. 70;   R. 20.

A 2 h. 30, je fais un léger déjeûner ; je ressens toujours un peu de céphalalgie; le pouls qui était petit et à peine sensible, il y a quelques instants, devient plus fort et plus vibrant.

2 h. 45. T. 36,5;   P. 80;   R. 22.

3 h. 30. T. 36,6;   P. 88;   R. 20.

A 4 heures, un peu de pesanteur à l'estomac ; la digestion se fait moins facilement, sans cependant être pénible. Tous les autres phénomènes ont disparu.

4 h. 15. T. 36,9;   P. 84;   R. 24.

Je sors à 4 h. 30.

Après cette observation, il est à peu près certain que si la résorcine n'a pas agi dans la précédente expérience, la cause en est au repos au lit et à la manière dont j'avais pris le médicament.

OBSERVATION VI.

Après avoir pris ma température à midi 15, je prends en une seule fois 7 grammes de résorcine dans 200 gaammes d'eau à midi vingt minutes.

12 h. 15. T. 37,6;   P. 80;   R. 24.

A midi 25, cinq minutes après l'ingestion, les sifflements d'oreille commencent à se faire entendre, je ressens de forts picotements dans les pieds et dans les mains avec une sensation de chaleur par tout le corps.

Dix minutes plus tard, j'éprouve une chaleur considérable ainsi qu'une transpiration abondante ; les démangeaisons des pieds et des mains augmentent avec les bourdonnements

12 h. 35. T. 37,9;   P. 60;   R. 24.

A partir de ce moment, je perds la connaissance des faits et ne me souviens de rien. Ce qui suit m'a été rapporté par un témoin. Grande agitation accompagnée d'un tremblement général, la peau est froide ; la transiration est abondante et dégage une odeur forte et piquante. Soubresauts assez violents, plaintes et gémissements continuels, cris, les mains sont violacées, les extrémités digitales exsangues; les lèvres sont blanches, le nez est pincé et blanc, les yeux sont un peu voilés. Réponses incohérentes dénotant un certain degré d'hallucination.

1 h. 15.   P. 52.

L'agitation continue, le pouls est petit, algidité, pâleur considérable de la face, j'accuse une sensation de froid intense.

1 h. 40.   P. 68;   R. 20.

La température n'a pas été prise. Ingestion de café alcoolisé.

2 h. T. 36,6;   P. 52;   R. 22.

2 h. 10. Je reprends connaissance et j'éprouve de la lourdeur de tête, je suis très assoupi, les contractions et la sensation de froid ont disparu.

A 2 h. 25, la première émission d'urine présente une couleur légèrement rougeâtre, qui rappelle absolument la tisane de queues de cerises.

2 h. 30, je me sens plus à l'aise, je n'éprouve plus de sensation de froid, la chaleur revient.

2 h. 30. T. 36,7;   P. 56;   R. 28.

3 h. T. 36,7;   P. 60:   R. 24.

3 h. 30. T. 37;   P. 68;   R. 24.

Pendant cet intervalle de temps, il n'y a rien de particulier à noter.

A 3 h. 40, les urines que je rends sont plus colorées que les premières ; je me sens bien rétabli et je me lève ; à ce moment je sens la tête me tourner un peu.

3 h. 45. T. 37.

Je ressens de la lourdeur de tête. Je sors.

Dans la soirée, j'ai éprouvé quelques crampes d'estomac ; mais elles ont disparu vers six heures et demie, après que j'ai eu pris un potage, ce qui me fait supposer que ces douleurs étaient dues non pas à la résorcine, mais à l'état de mon estomac qui était vide depuis le matin. La digestion du dîner s'est faite, d'ailleurs, sans aucune difficulté ; la nuit a été très bonne. Le lendemain matin, les urines étaient peu colorées en brun, et celles que j'avais émises la veille présentaient une magnifique couleur violet améthiste.

Il est à remarquer que malgré la dose élevée de résorcine qui a été absorbée, la température n'a pas été abaissée d'une manière très sensible; 1 degré seulement.

Il y a même eu tout d'abord, immédiatement, une élévation de température de 3/10 de degré et l'abaissement de 1 degré ne s'est produit que plus tard.

Il résulte de toutes ces observations que, dans les expériences qui peuvent être mises en regard, nous sommes du même avis que le docteur J. Andeer, sur la nature des phénomènes qui se produisent après l'absorption de la résorcine prise à doses assez fortes, excepté sur un seul point au sujet duquel nous arrivons à des conclusions diamétralement opposées ; je veux parler de l'abaissement de la température. J'ai toujours constaté sur moi un abaissement plus ou moins grand de la température et je puis affirmer que celle-ci a été prise très exactement, avec le même thermomètre pendant toute la durée des expériences. Ces températures ainsi que celles que nous avons prises chez nos malades, excepté les cas de force majeure que nous avons d'ailleurs signalés, sont des températures centrales ; nous sommes donc à l'abri de nombreuses causes d'erreur sur lesquelles on pourrait discuter.

D'après nos propres recherches la résorcine commence à être toxique à partir de six grammes pris en une seule dose et à jeun. A doses moins fortes, depuis un gramme jusqu'à cinq, les phénomènes observés consistent en bourdonnements, céphalalgie, vertiges, picotements, agitation transpiration, rougeur de la face. Jamais je n'ai constaté de maux d'estomac, de diarrhée ni de constipation, bien qu'après l'absorption de la résorcine les selles aient toujours été moins faciles ; lorsque, après avoir pris de ce médicament, il m'est arrivé de manger, aucun accident ne s'est produit et les digestions ont toujours été bonnes.

L'abaissement de température que j'ai constaté dans tous les cas est résumé dans les tableaux ci-après.

TABLEAUX DES ABAISSEMENTS DE TEMPÉRATURE OBTENUS SUR L'HOMME A L'ÉTAT PHYSIOLOGIQUE.

OBSERVATION I.

8 h. 25. T. 37,1.
Je prends, à 8 h. 25, 2 gr. 25 centig. de résorcine.

Heures :	8.50	9.25	9.55	10.25	11	11.30
Temp. :	36,8	36,5	36,5	36,5	36,7	36,7

OBSERVATION II.

3 h. T. 37,6.
Je prends, à 3 h., 1 gr. de résorcine.

Heures :	3.15	3.30
Temp. :	37,4	37,3

Je prends, à 3 h. 30, 1 gr. de résorcine.
3 h. 45. T. 37,3.
Je prends, à 3 h. 45, 1 gr. de résorcine.

Heures :	4	4.15	4,30	4.45	5	5.15	5.30	5,45
Temp. :	37,2	36,9	36,8	36,7	36,6	36,7	36,7	36,8

Heures :	6	7,45
Temp. :	36,9	37,3

OBSERVATION III.

4 h. 30. T. 37.
Je prends, à 4 h. 30, 2 gr. 50 centig. de résorcine.
5 h. T. 36,5.
Je prends, à 5 h., 1 gr. 50 centig. de résorcine.

Heures :	5.30	6	6.30	7	8	11	11,30
Temp. :	36,3	36,3	36,3	36,5	36,4	36,2	36

OBSERVATION IV.

1 h. T. 37.
Je prends 5 gr. de résorcine.

Heures :	1.15	1.30	2	2.30	3	3.30	4	4,30
Temp. :	37	37	36,7	36,7	36,8	36,9	37	37,4

OBSERVATION V.

11 h. 30. T. 37,7.

Je prends 6 gr. de résorcine.

Heures :	11.45	12	12.45	1	1.15	1.30	1.45	2.15
Temp. :	37,3	37	36,5	36,2	36,3	36,3	36,3	36,3

Heures :	2.45	3.30	4.15
Temp. :	36,5	36,6	36,9

OBSERVATION VI.

12 h. 15. T. 37,6.

Je prends, à 12 h. 20, 7 gr. de résorcine.

Heures :	12.35	2	2.30	3	3.30	3,45
Temp. :	37,9	36,6	36,7	36,7	37	37

En consultant les tableaux ci-dessus on peut remarquer que l'abaissement de la température varie beaucoup suivant la manière dont on prend le médicament et suivant les conditions dans lesquelles on se trouve. Ainsi, dans l'observation n° IV, j'étais couché, immobile par conséquent, et malgré l'absorption de 5 grammes de résorcine l'abaissement de température n'a été que de 3 dixièmes de degré, alors que 3 et 4 grammes du médicament avaient amené précédemment des abaissements de 1 degré et de 7 dixièmes de degré.

Pour nous résumer nous croyons pouvoir définir ce que l'on connaît de l'action physiologique de la résorcine dans ces quelques propositions.

Circulation. — L'action sur le système circulatoire ne s'est pas toujours montrée d'une façon constante; le pouls, en général, subit peu de modifications; celles que nous avons constatées sont un ralentissement dans le nombre des pulsations qui n'a jamais diminué dans une grande proportion : cependant dans quelques cas où le ralentissement du pouls s'était montré plus grand que d'habitude, il était devenu petit, à peine perceptible, après l'ingestion d'assez fortes doses. Quant à l'irrégularité des pulsations que le Dr Lichthein a signalée chez les malades en traitement par la résorcine, nous ne l'avons pas constatée dans nos expériences physiologiques. A plusieurs reprises il s'est manifesté du côté du visage quelques troubles de la circulation caractérisés par de la rougeur et de la pâleur que nous avons signalées dans nos observations.

Température. — La résorcine nous a toujours montré une action réelle sur la température ; elle n'a pas, cependant, été toujours très fidèle et semblable à elle-même. Le Dr J. Andeer n'a jamais constaté d'abaissement de la température dans ses expériences. Nous, au contraire, comme on peut le voir par nos tableaux, nous l'avons toujours constaté, sauf une seule fois, où la température, un quart d'heure après l'ingestion de la résorcine, s'est élevée de trois dizièmes de degré pour redescendre, il faut le dire, un quart d'heure après. L'abaissement de la température varie suivant la manière dont la résorcine est prise. Il se manifeste dès les premiers instants qui suivent l'absorption pour persister pendant une, deux, trois et même quatre heures après lesquelles la température est revenue ou tend à revenir au degré d'où elle était descendue. Cet abaissement peut atteindre près de deux degrés.

Respiration. — Nous n'avons jamais observé que la résorcine ait eu sur l'acte respiratoire une influence appréciable. Nous sommes sur ce point d'accord avec le docteur

J. Andeer qui n'a jamais constaté de changement dans la respiration. Sans être aussi affirmatif, nous dirons que les variations dans la fréquence des mouvements respiratoires sont souvent inappréciables et si quelquefois, rarement nous avons observé une augmentation dans leur nombre, dans la grande majorité des cas, nous avons constaté une diminution qui a pu dépasser le quart du chiffre total. Le Dr J. Andeer a signalé dans un cas une expiration gémissante; nous l'avons remarquée nous même dans notre observation VI; e rythme respiratoire n'était pas changé.

Système nerveux. — L'absorption de la résorcine a produit sur le système nerveux des phénomènes analogues à ceux que produit l'acide salicylique. En premier lieu nous avons constaté des fourmillements dans les extrémités ; en augmentant les doses, il y a eu des symptômes d'excitation, de l'agitation, des vertiges, quelques hallucinations, un peu de délire et enfin le Dr J. Andeer avec la dose de 10 grammes a éprouvé pendant plusieurs heures des accidents tétaniformes; probablement de l'opisthotonos. Comme l'acide salicylique, la résorcine peut amener des symptômes de collapsus.

Organes des sens. — On a observé par l'usage de la résorcine à dose massive quelques troubles de la vue, diminution de l'acuité visuelle, mouches volantes, brouillards, lourdeur des paupières ; du côté de l'appareil auditif nous avons observé des bourdonnements d'autant plus perceptibles et insupportables que les doses de résorcine étaient plus fortes; de la dureté d'oreille que le Dr J. Andeer a signalée dans ses expériences. Les bruits d'oreille consistent plutôt en bruissements et en sifflements ; ils sont moins violents que par l'abus du sulfate de quinine, suivent de près l'ingestion du médicament et disparaissent au bout de peu de temps ; ils, diffèrent en cela de ceux que produisent le sulfate de quinine et le salicylate de soude qui persistent plus longtemps. La résorcine a produit plusieurs fois une transpiration abondante ; mais cette action est peu fidèle et elle ne s'est pas montrée proportionnelle à la quantité du médicament ingéré.

Système musculaire. — On sait que l'acide salicylique donne lieu, entre autres phénomènes, à de l'incertitude dans la marche, à de la titubation ; la résorcine aurait les mêmes propriétés ; quoique le Dr J. Andeer n'en parle pas, nous les avons constatées à plusieurs reprises sur nous. Ces troubles se rattachent probablement à des altérations passagères du système nerveux.

Muqueuse des voies digestives. Nous ne pouvons mentionner dans cet ordre de faits que des phénomènes négatifs. Pas de crampes d'estomac, pas de nausées, pas de vomissements, pas de coliques ; après l'absorption de la résorcine nous avons remarqué chez nous une legère constipation qui d'ailleurs cédait à 0,25 centigrammes de rhubarbe et de 0,15 centigrammes d'aloès.

Elimination. — La résorcine s'élimine par les urines. Jusqu'ici l'impuissance des réactifs ne permet pas de la rechercher dans la sueur, la salive, et les autres liquides de l'économie ; mais il est incontestable que l'excrétion rénale en débarrasse l'organisme sinon complètement, du moins en grande partie. Les urines prennent une coloration foncée qui augmente avec l'exposition au jour et à la lumière.

Nous avons eu occasion de remarquer aussi une belle coloration violette ; c'est dans ces urines que nous avons trouvé des traces de résorcine à l'état pur. Toute coloration disparaît au bout de 36 ou 48 heures.

Avant de terminer nous voulons mentionner un fait qui, tout en se rapportant à l'action thérapeutique de la résorcine, n'est pas déplacé dans ce chapitre physiologique.

Nous voulons parler du cas d'empoisonnement mentionné ci-après et cité par le Dr W. Murrel, de Londres, dans lequel des accidents graves tels que lipothymie, collapsus, sueurs froides, affaiblissement extrême du pouls et de la respiration se montrèrent après l'ingestion de deux drachmes (3 grammes 50 centigrammes) de résorcine.

Avant d'entreprendre, sous la direction de M. le Dr Desnos, nos recherches thérapeutiques sur la résorcine, nous avons pris connaissance des expériences que le Dr Lichthein a faites sur la même question. Il a étudié, en effet, la résorcine au point de vue de son action antipyrétique et nous croyons utile de mentionner ici les résultats qu'il a obtenus. Voici les conclusions des expériences du D^r allemand (1) : Chez des fiévreux qui avaient absorbé 2 à 3 grammes de résorcine en solution ou à l'état solide, Lichthein vit, au bout de quelques minutes, se produire des vertiges, des bourdonnements d'oreille ; le visage devint rouge, la respiration s'accéléra, le pouls devint plus rapide et il se montra un peu irrégulier. Après dix à quinze minutes la transpiration commença de façon qu'au bout de quinze nouvelles minutes le malade était complètement baigné dans la sueur.

La transpiration une fois établie, les symptômes d'excitation déjà signalés cessèrent et furent suivis d'une fièvre rapide.

(1) Lichthein. Resorcin als antipyreticum Schweiger arztl corr : Bl. 1880, n. 14.

Une heure après l'administration de la résorcine la température et le pouls étaient revenus à leur état normal, la transpiration arrêtée et en général la fièvre avait disparu. La différence de température était, en pareil cas, de 3 degrès et même davantage et le nombre de pulsations avait baissé de plus d'un tiers.

L'effet antipyrétique était d'autant plus faible que la tendance à une rémission spontanée l'était elle-même. La fièvre des malades atteints de pneumonie et d'érysipèle était, en général, plus tenace que celles des typhiques, et dans les premiers moments, l'effet de la résorcine était moins prompt et moins énergique chez les fièvres typhoïdes graves que chez ceux qui étaient atteints légèrement. Mais la résorcine a toujours eu raison même des fièvres les plus tenaces ; la température et le nombre des pulsations baissaient également. Toutefois l'abaissement de température ne dépassait pas 1 degré et quelquefois était inférieur à ce chiffre, le nombre des pulsations diminuait dans les mêmes proportions.

Il y avait concordance complète entre l'intensité de la transpiration et celle de l'hypothermie, et plus la transpiration était abandante, plus la température baissait.

La durée d'action de la résorcine était plus courte que celle de l'acide salicylique et de la quinine.

Parfois, deux heures après l'absorption, le plus souvent après 3 ou 4 heures, la température commençait à monter. Une heure après le pouls et la température étaient remontés à leur point de départ et l'état général du malade répondait à cette situation.

Lorsque par suite de la résistance de la fièvre, l'effet antipyrétique de la résorcine était moins grand, on pouvait sans danger pour le malade administrer plusieurs fois par jour la même dose.

Pour la plupart des malades les symptômes d'excitation étaient faibles ; pour un certain nombre d'entre eux ils furent très puissants. Lorsque la respiration devenait plus active on remarquait souvent, dans les cas légers, une expiration gémissante et les réponses nonchalantes des patients démontraient qu'ils se trouvaient dans un état analogue à l'ivresse. Ils déliraient, ne savaient plus où ils étaient ; ils parlaient à tort et à travers et leurs discours montraient qu'ils étaient en proie à des hallucinations. La parole devenait bègue, difficile à comprendre et très souvent ces symptômes étaient accompagnés d'un très léger tremblement convulsif des mains et des doigts. On ne sait pas quels sont les malades les plus disposés à éprouver ces effets désagréables.

Les symptômes cérébraux étaient d'autant plus sérieux que l'effet antipyrétique était plus faible et l'individualité des personnes paraissait y jouer un grand rôle.

Au bout d'un quart ou d'une demi-heure les symptômes cérébraux avaient habituellement disparu et ils n'étaient suivis d'aucune impression désagréable. On ne pouvait cependant pas les éviter en fractionnant les doses. Lorsque la défervescence dure plus longtemps que les symptômes cérébraux, la résorcine est un bon médicament et il ne faut pas en employer d'autre. Il a donné des doses de 10 grammes par heure sans provoquer les phénomènes de transpiration et de température à des individus qui avec 3 grammes pris en une fois éprouvaient ces effets.

L'administration combinée de la résorcine avec la quinine (1 partie de quinine quelques heures avant 2 p. de résorcine, n'a pas fait disparaître les symptômes d'excitation. Lichthein avait espéré par ce moyen empêcher l'ascension de la température en conbinant la résorcine avec d'autres antipyrétiques.

Lorsqu'il faisait prendre 2 parties de salicylate de soude quelques heures avant 2 parties de résorcine l'effet était infiniment plus long ; mais néanmoins, de graves symptômes d'excitation apparurent.

Avec un traitement par la résorcine combiné avec des bains froids, on observait les mêmes phénomènes que si l'on n'avait pas administré de bains.

L'urine, après l'absorption de la résorcine prit très rapidement à l'air une coloration brun noir et par l'effet de l'ébullition avec l'acide salicylique on obtenait un corps résineux brun noir (probablement du peroxyde de résorcine.)

Le D^r allemand n'a jamais vu apparaître de symptômes de collapsus après l'action de la résorcine. Dans le rhumatisme articulaire la température et le pouls ne diminuaient que d'une façon passagère et la résorcine ne produisait aucune action sur les douleurs articulaires. Par contre ce médicament paraît être, pour Lichthein, un antidote des fièvres intermittentes, il est meilleur marché que la quinine, d'un goût plus agréable et est pris seulement au début de l'accès. En outre, on peut, si l'effet ne se manifeste pas, augmenter progressivement les doses..

En Angleterre le Dr W. Murrel a employé la résorcine dans plusieurs maladies, fièvre typhoïde, tuberculose, asthme. A propos de ses expériences dans cette dernière maladie il relate un cas intéressant d'empoisonnement (1). Il avait, chez une jeune fille de 19 ans, employé la résorcine à plusieurs reprises pour calmer des accès violents d'asthme qui avaient résisté à tous les médicaments ; la jeune personne s'en trouvait bien ; un jour que l'accès était plus violent que d'habitude, il lui administra 2 drachmes

(1) Docteur W. Murrel de Londres. A case of poisoning, by Résorcin. (Medical Time. and Gazette, 22 octobre 1881, p. 486).

(3 grammes 50) de résorcine en une seule fois ; il constata quelques temps après, les symptômes d'un empoisonnement par la résorcine ; il trouva la jeune fille étendue à terre sans connaissance, les extrémités froides, le visage blême, le corps couvert d'une sueur froide, le pouls petit, très lent, la respiration rare, la température à 92° Farenheit. Le D^r anglais par un traitement énergique, ingestion d'huile, lavage de l'estomac, etc., etc., se rendit maître de la situation. Le lendemain la jeune malade était aussi bien que possible.

Le Dr Murrel rapproche les symptômes de cet empoisonnement de ceux que l'on observe dans l'empoisonnement par l'acide carbolique.

ACTION THÉRAPEUTIQUE DE LA RÉSORCINE.

Nous avons étudié l'action thérapeutique de la résorcine sur des malades atteints de tuberculose pulmonaire, de fièvre typhoïde, et de rhumatisme articulaire aigu.

Tuberculose pulmonaire. — La fièvre qui se manifeste dans la tuberculose pulmonaire peut être attribuée à deux causes différentes suivant que la maladie est à la période d'évolution ou à la dernière période. Nous avons donc choisi des malades arrivés à ces deux phases différentes de la maladie pour nous rendre un compte exact des indications auxquelles peut répondre la résorcine. Celles-ci sont bien différentes ; n'avons-nous pas, en effet, dans le second cas à lutter contre une infection générale, contre une fièvre de résorption, et il y aura lieu de se demander à ce sujet si les résultats obtenus sont dus à un effet antithermique pur et dégagé de tout autre cause, ou bien si la substance médicamenteuse n'a pas agi par ses principes antiseptiques sur l'état général du malade et ne l'a pas modifié de manière à faire baisser la température grâce seulement à cet intermédiaire.

Observation I.

Le nommé Edouard C..., âgé de 30 ans, exerçant la profession de gantier, entre à l'hôpital le 5 janvier 1882, salle Saint-Félix, lit n° 1, dans le service de M. Desnos.

Le malade est atteint de tuberculose à la deuxième période avec une pleurésie droite, très probablement tuberculeuse, avec épanchement. La température, dans les premiers jours de son entrée, était de 39°, le soir avec une rémission matinale de 1 et quelques dizièmes de degré. Son état reste sensiblement le même jusqu'au 13 janvier; la température s'abaisse alors notablement et elle reste stationnaire dans les environs de 37° jusqu'au 2 février; en trois jours elle atteint 40,2. C'est alors que l'on prescrit le 6 février un julep avec 0,50 centigrammes de résorcine que le malade prend en deux fois dans la journée. Edouard C... accuse une transpiration abondante dans les premiers instants qui suivent l'ingestion du médicament. Aucun autre phénomène ne se produit. T., mat., 39,7; soir, 40,4.

Le 7 février. Le malade a été tourmenté cette nuit par la diarrhée; il a eu sept selles; les jours précédents il se plaignait de constipation. La température n'a pas baissé. T., mat., 39,4; soir, 40°. Trait. : 0,50 centigrammes de résorcine.

8. Le médicament n'a pas d'influence sur la température; mais le malade continue à avoir la diarrhée; 11 selles en vingt-quatre heures. On supprime la résorcine. T., mat., 38,8; soir, 40°. Trait. : S. nitrate de bismuth, 2 grammes. Poudre d'opium brut, 0,05 centigrammes. La diarrhée persiste encore pendant quelques jours jusqu'au 14 février. A partir de ce moment, Edouard C... a toujours 3 à 4 selles par jour malgré le sous-nitrate de bismuth qu'il prend régulièrement; La température oscille entre 37,5 et 38,6. Le 20 février on prescrit de nouveau la résorcine à la dose de 1 gramme pour voir si la diarrhée reviendra plus forte, et s'il se produira cette fois un abaissement de température

20. T., mat., 37,4; soir, 37,6. Trait. : résorcine, 1 gramme.

21. T., mat., 37,4; soir, 38°. Le malade a eu dans la journée une

hémoptysie; il a rendu quelques filets de sang pur et les crachats sont fortement teintés; il y a longtemps que le malade n'avait pas craché de sang; c'était au début de sa maladie, il y a trois ans. Trait. : résorcine, 1 gramme.

22. T., mat., 37,6; soir, 39,2. Quelques filets de sang encore dans les crachats du matin; ils disparaissent dans la journée. Trait. : résorcine, 1,50 centigrammes.

23. T., mat., 37,9; soir, 37,6. Trait., résorcine, 1,50 centigrammes.

24. T., mat., 36,8; soir, 38°. Trait. : résorcine, 1,50 centigrammes.

25. T., mat., 37,6; soir, 38,3. Trait., résorcine, 1,50 centigrammes.

On voit par les chiffres qui précèdent que la résorcine n'a produit aucun abaissement de la température.

Nous devons faire remarquer que ce médicament, au lieu d'occasionner la diarrhée comme la première fois, a paru l'arrêter; en effet, à partir du deuxième jour de traitement le malade n'avait plus que deux selles moulées et à partir de cette époque, Edouard C... n'a plus été qu'une fois par jour à la garde robe. La résorcine est supprimée le 26 février.

OBSERVATION II.

Antoine F..., âgé de 58 ans, exerçant la profession de cimentier, entre à l'hôpital de la Charité, salle Saint-Félix, n° 15, dans le service de M. Desnos, le 7 février 1882.

D'une bonne santé habituelle, cet homme se plaint depuis quelques jours de malaise, d'inappétence; il a la bouche pâteuse, amère; tousse beaucoup et présente à l'auscultation des signes de bronchite aiguë; on entend des râles sibilants et ronflants dans toute l'étendue de la poitrine. Les yeux sont larmoyants, il est atteint d'un coryza assez intense; le diagnostic porté est grippe; presque tous les symptômes du début de la fièvre typhoïde faisaient défaut. La température est assez élevée sans cependant dépasser 39°. Le troisième jour après son entrée on le purge avec deux verres d'eau de Sedlitz. Les symptômes d'embarras gastrique diminuent, disparaissent même au bout de quelques jours.

La température reste toujours à 39° et quelques dizièmes; la toux continue sans modifications à l'auscultation. L'état général reste le même. Vers le 20 février la température s'élève jusqu'à 40° et se maintient de 39° à 40° jusqu'au 1er mars époque à laquelle on institue le traitement par la résorcine.

Le 1er mars il prend 0,50 centigrammes de résorcine et va progressivement, en augmentant chaque jour de la même quantité, jusqu'à 3 grammes qu'il prend pour la première fois le 8 mars. Jusqu'à cette époque il ne s'est produit aucun abaissement de la température qui a toujours oscillé entre 38,5 et 39,5. Pendant cette période le malade n'a accusé aucun phénomène dépendant de l'absorption de la résorcine : pas de transpiration, pas de diarrhée comme nous l'avons notée chez trois de nos malades, pas de maux d'estomac, pas de phénomènes nerveux.

9. La température descend de 39,2, le matin, à 37,5; le soir, pour remonter le 10, au matin, à 38,5 et le soir redescendre à 36,2. Cet état fébrile se manifestant ainsi le matin nous a conduit à examiner attentivement la poitrine, ce qui était fait régulièrement tous les deux ou trois jours. Jamais on a trouvé de signes de tuberculose; la poitrine était remplie de râles secs et humides sans aucune localisation; pourtant le malade présentait une stupeur manifeste; il commençait à maigrir; nous n'avions pas affaire à une fièvre typhoïde; était-ce une tuberculose aiguë?

11. La température remonte de 36,2 à 39,1 pour augmenter sans rémission jusqu'au jour de sa mort, le 14 mars dans la soirée, malgré la résorcine qu'il continue à prendre à la dose de 3 grammes.

13. Les crachats sont nummulaires; à l'auscultation on entend du gargouillement à la partie moyenne et inférieure du côté gauche et des craquements humides à la partie supérieure du même côté. Antoine T... est atteint de tuberculose aiguë. Le lendemain, après avoir présenté pendant la nuit une grande agitation et un peu de subdélirium, il se trouve dans un état comateux dans lequel il est mort à une heure de l'après-midi.

A l'autopsie on trouve de petites cavernes disséminées dans tout le poumon gauche et un grand nombre de tubercules en voie de ramollissement. A droite le poumon est très congestionné.

OBSERVATION III.

Le nommé Auguste B..., âgé de 32 ans, exerçant la profession de boulanger, entre dans le service de M. Desnos, à l'hôpital de la Charité, le 2 mars 1882, salle Saint-Félix, lit n° 16.

Cet homme jouissait d'une excellente santé lorsque, au mois de mai 1881, il fut atteint d'une pleurésie à la suite de laquelle il ne retrouva pas sa santé habituelle. Cependant il déclare qu'il s'enrhumait facilement pendant l'hiver et toussotait toujours un peu; mais ce n'est que depuis le mois de novembre qu'il tousse sans discontinuer. A partir de cette époque il s'est aperçu qu'il maigrissait, ses forces s'en allaient, il avait de la fièvre le soir et la nuit il était fatigué par d'abondantes transpirations; il était à la fin devenu si faible qu'il dut quitter sa profession de boulanger. Il entre à l'hôpital au mois de mars dans un état de cachexie assez profonde, amaigri, fatigué et avec tous les signes d'une tuberculose avancée et d'une bronchite aiguë. La température est élevée sans rémission matinale. Le malade n'a pas de diarrhée.

En même temps que l'on emploie les opiacés et les révulsifs sur la poitrine, on essaye de faire baisser la température par l'administration de la résorcine.

2 mars. T., matin, 39,4.

3. T., matin, 39,4; soir, 39,2. Le malade prend 1 gramme de résorcine dans un julep de 200 grammes par cuillerées d'heure en heure et ainsi pendant toute la durée de la médication.

4. T., matin, 39,5 ; soir, 39,8. Trait. : résorcine, 2 grammes.

5. T., matin, 40°; soir, 39,7. Le malade se plaint de tousser toute la nuit; il n'a pas de diarrhée. Trait. : résorcine, 2 grammes.

6 T., matin, 39,2; soir, 40,2. Trait. : on met un emplâtre de thapsia sur le devant de la poitrine; julep avec 30 grammes de sirop thébaïque; résorcine, 2,50 grammes.

7. T., matin, 40; soir, 39,8. Trait. : résorcine, 3 grammes.

8. T., matin, 38,8 ; soir, 39,8. Le malade présente une grande altération de la voix. Cautérisation au nitrate d'argent avec une solution à 10 centigrammes pour 30 grammes d'eau distillée. Coton iodé sur le devant du cou. Il n'y a pas de diarrhée. Résorcine, 3 grammes.

9. T., matin, 29,6; soir, 39,8. Trait. : résorcine, 3 grammes.

10. T., matin, 39,5; soir, 39,5. Trait. : résorcine, 3 grammes.

11. T., matin, 40° ; soir, 38,6. L'état du malade ne change pas; il ne se plaint ni de diarrhée, ni de maux d'estomac.

12. T., matin, 39,4; soir, 40°.

On supprime la médication par la résorcine qui n'a produit, ainsi que le montrent les températures ci-dessus aucun résultat. Seulement il faut remarquer qu'elle n'a donné lieu à aucun accident du côté du tube digestif et que le malade n'a pas eu de diarrhée comme nous l'avions constatée chez d'autres tuberculeux.

Depuis la suppression de la résorcine, la température est toujours restée stationnaire, présentant de temps en temps quelques grandes oscillations de 40,6, par exemple à 38,2 du soir au lendemain matin.

OBSERVATION IV.

Le nommé G..., âgé de 38 ans, exerçant la profession de menuisier, entre le 10 février 1882 au n° 9 de la salle Saint-Félix, dans le service de M. Desnos.

Il présente tous les symptômes et les signes d'une tuberculose à la dernière période; il se plaint de douleurs très vives dans la jambe gauche, douleurs dues à une phlegmatia alba dolens d'origine cachectique; de plus, il est atteint d'otite double suppurée.

Pendant les premiers jours de son entrée à l'hôpital, la température présente de grandes oscillations en rapport avec l'affection dont il est atteint. Ce n'est que vers le 20 février que, la température restant constamment élevée, on lui donne 1 gramme de résorcine.

20. T. matin, 39,2. Soir, 39,8.

21. T. matin, 37,2; soir, 39,9. Pendant toute la nuit, le malade a été fatigué par une diarrhée considérable, une dizaine de selles en seize heures. On supprime la résorcine et on lui donne du sous-nitrate de bismuth.

22. T. matin, 38,4; soir, 39, 8. Les selles sont moins fréquentes, le malade n'a été que quatre fois à la garde-robe en vingt-quatre heures. Traitement : résorcine, 1 gramme; julep avec sirop thébaïque, 30 grammes.

23. T. matin, 36,9; soir, 39,2. La diarrhée est revenue avec des coliques assez vives; huit selles en vingt-quatre heures. Suppression de la résorcine; on donne du sous-nitrate de bismuth.

24. T. matin, 38,4; soir, 39, 5. La diarrhée augmente; douze selles en vingt-quatre heures. Traitement : sous-nitrate de bismuth, 4 grammes, et sirop thébaïque, 30 grammes.

25. T. matin, 38,4; soir, 40. Le malade n'a eu que quatre selles; les coliques ont disparu. A partir de ce jour, la diarrhée a diminué graduellement pour disparaître entièrement le 28. Pendant cette période, la température subit de grandes oscillations, de 36 à 40, du jour au lendemain.

7 mars. Le malade est considérablement refroidi, et le thermomètre marque dans le rectum 34,8. On lui fait alors une injection d'éther sul-

furique à la dose de 1 gramme ; cette injection fait remonter la température à 38° deux heures après. Le soir, T., 37,8.

8. T. matin, 35,8. Nouvelle injection sous-cutanée de 1 gramme d'éther sulfurique. La température remonte comme la veille. Le soir, elle égale 37,8.

9. T. matin, 39. Le malade est dans un état de prostration complète; il reste dans cet état jusqu'à l'heure de sa mort, à une heure et demie du soir.

OBSERVATION V.

Le nommé Charles P..., âgé de 41 ans, exerçant la profession d'imprimeur, entre, le 11 mars 1882, dans le service de M. Desnos à l'hôpital de la Charité, salle Saint-Félix, n° 25.

Charles P..., malade depuis cinq mois, ne présente pas d'autres antécédents que des accès répétés de fièvre intermittente, qui ont toujours cédé au sulfato de quinine. Le dernier remonte à deux mois; il a eu pendant un mois deux accès par jour, qui ont duré près de trois semaines, malgré le sulfate de quinine. La rate n'est pas très grosse. Ce malade présente actuellement tous les signes de la tuberculose pulmonaire au troisième degré; le début de la maladie date de cinq mois. Charles P... est très amaigri, cachectique et présente une température très élevée.

On entreprend la médication par le sulfate de quinine à la dose de 1 gramme par jour, en trois fois, pour faire baisser la température.

26 mars. T. matin, 39,6; soir, 39,4.

27. T. matin, 38,7; soir, 39,8. Traitement : sulfate de quinine, 1 gramme.

28, T. matin, 38,6; soir, 39,2. Traitement : sulfate de quinine, 1 gramme.

29. T. matin, 39,3; soir, 39,4. Traitement : sulfate de quinine, 1 gramme.

30. T. matin, 38,6: soir, 39,2. Traitement : sulfate de quinine, 1 gramme.

31. T. matin, 39; soir, 39,4. Traitement : sulfate de quinine, 1 gramme.

1er avril. T. matin, 39,4 ; soir, 39,5. Traitement : sulfate de quinine, 1 gramme.

Après l'insuccès complet par le sulfate de quinine, on essaye de réaliser au moyen de la résorcine ce que n'a pu faire la médication employée pendant six jours ; et l'on donne, le 2 avril, 1 gramme de résorcine.

2. T. matin, 39,6 ; soir, 40,2.

3. T. matin, 39,3 ; soir, 39,6. Traitement : résorcine, 2 grammes.

4. T. matin, 38,9 ; soir, 39,5. Traitement : résorcine, 3 grammes.

5. T. matin, 39,4 ; soir, 39,6. Traitement : résorcine, 4 grammes.

6. T. matin, 39 ; soir, 39,8. Le malade a eu deux selles demi-liquides ; pas de coliques, pas de maux d'estomac. Traitement : résorcine, 5 grammes.

7. T. matin, 38,8 ; soir, 39,6. Pas de diarrhée, pas de transpiration. Traitement : résorcine, 6 grammes.

8. T. matin, 39,2 ; soir, 38,8. Le malade se plaint amèrement de la potion et l'accuse de l'accident qui lui est arrivé ; il a expectoré une quantité de sang pur équivalente à trois cuillerées à soupe ; c'est la première fois, dit-il, qu'il crache le sang. Traitement : résorcine 3 grammes.

9. T. matin, 38,8 ; soir, 39,8. Le crachement de sang a disparu dans la soirée. Pas de diarrhée, pas de maux d'estomac. La médication par la résorcine est supprimée ; les températures ci-dessus montrent que ce médicament a eu le même insuccès que le sulfate de quinine.

10. T. matin, 39, 1 ; soir. 40.

11. T. matin, 39,2 ; soir, 39,6.

Il est à remarquer que le sulfate de quinine, qui avait toujours réussi à lui couper les accès de fièvre intermittente, a échoué dans ce cas-ci, et il est probable que la fièvre, dont Charles P... nous a parlé et qui a duré trois semaines, avec deux accès par jour, n'était pas un accès de fièvre intermittente.

OBSERVATION VI.

La nommée Marthe B..., âgée de 27 ans, exerçant la profession de couturière, entre, le 22 mars 1882, à l'hôpital de la Charité, salle Saint-Vincent, lit n° 2, dans le service de M. Desnos.

Depuis sept ou huit mois, nous voyons cette femme toutes les semaines à la consultation. Elle ne se décide à entrer à l'hôpital que lorsqu'elle est arrivée à la dernière période de la tuberculose pulmonaire, dont elle présente à son entrée dans nos salles le type classique, y compris les ongles hippocratiques. Elle est atteinte d'une forte fièvre qui ne présente pas de rémission et varie de 39 à 40 et six dixièmes. Nous essayons de combattre cette élévation de température par la résorcine; et le 5 avril nous lui administrons 1 gramme de résorcine.

5 avril. T. matin, 39.2; soir, 39,3.

6. T. matin, 39,8; soir, 40. La malade a transpiré abondamment pendant la nuit; elle a toujours deux ou trois selles diarrhéiques en vingt-quatre heures. Traitement : résorcine, 2 grammes.

7. T. matin, 39,2; soir, 39,8. La transpiration est aussi abondante. Traitement : résorcine, 2 grammes.

8. T. matin, 39,9 ; soir, 40,4. La diarrhée n'a pas reparu; la malade se trouve plus à son aise; sueurs considérables ; pas d'abaissement de température. Traitement : résorcine, 3 grammes.

9. T. matin, 39,5; soir, 40,5. Traitement : résorcine, 4 grammes.

10. T. matin, 39 ; soir, 39,8. Traitement : résorcine, 5 grammes.

11. T. matin, 39,8 ; soir, 40,8. Trois selles diarrhéiques en vingt-quatre heures; Marthe B..., se plaint un peu de mal d'estomac; la transpiration continue toujours à être abondante. Traitement : résorcine, 6 grammes.

12. T. matin, 39,7 ; soir, 40,2. Aujourd'hui, elle n'a plus mal à l'estomac; il est donc probable que ce n'était pas la résorcine qui avait occasionné les douleurs de la veille; pas de diarrhée; la malade accuse un peu de céphalalgie et se plaint de bourdonnements assez forts; interrogée à ce sujet, elle déclare qu'elle les a ressentis depuis qu'elle prend le médicament; elle ne s'en était jamais plainte. Traitement : résorcine, 6 grammes.

13 T. matin, 39,4; soir, 40,6. La malade tousse toujours beaucoup et l'appétit ne revient pas. Traitement : résorcine, 6 grammes.

14. T. matin, 39,6; soir, 40,4. La toux continue et la transpiration ne diminue en rien. Traitement : résorcine, 6 grammes.

15. T. matin, 39,4 ; soir, 39,6. Pas de diarrhée, pas de maux d'estomac ; la température reste toujours très élévée, malgré les doses assez fortes de résorcine que prend la malade. On supprime le médicament qui est remplacé par 1 gramme de sulfate de quinine associé à 5 centigrammes de poudre d'opium brut.

16. T. matin, 39 ; soir, 39,6. La malade a eu des vertiges et une espèce d'ivresse, qu'elle attribue à la poudre d'opium. Traitement : sulfate de quinine, 1 gramme.

17. T. matin, 40,3 ; soir, 40,2. Marthe B..., se plaint un peu de l'estomac; on la laisse reposer en supprimant le sulfate de quinine jusqu'au 20 avril, époque à laquelle on reprend la médication.

18. T. matin, 40; soir, 39,8.

19. T. matin, 39,6; soir, 39,4.

20. T. matin, 40,4; soir, 39,6. Traitement : sulfate de quinine, 1 gramme.

21. T. matin, 39,5; soir, 40,2. La malade est fatiguée par une toux opiniâtre ; anorexie absolue. Traitement : sulfate de quinine, 1 gramme.

22. T. matin, 40,2; soir, 39,8. Traitement : sulfate de quinine, 1 gramme.

23. T. matin, 39,8 ; soir, 40,1. Même état. Traitement : sulfate de quinine, 1 gramme.

24. T. matin, 40,5 ; soir, 39,8. Traitement : sulfate de quinine, 1 gramme.

25. T. matin, 40,6 ; soir, 39,8. L'état de la malade est loin de s'améliorer ; la cachexie augmente avec la faiblesse. On supprime le sulfate de quinine; la toux est continuelle et l'expectoration très abondante.

26. Marthe P... se plaint de dyspnée très grande, qui ne fait qu'augmenter tous les jours : la température reste toujours très élevée.

Le 28 au soir, elle tombe dans le coma et y reste jusqu'à l'heure de la mort dans l'après-midi du 29 avril.

Nous n'avons pas besoin de faire suivre la relation de ces six observations de longs commentaires sur l'utilité de la résorcine dans la tuberculose pulmonaire, quelle que soit la période à laquelle le malade soit arrivé. Dans l'un et l'autre cas les résultats ont été nuls et la résorcine a été absolument impuissante à produire l'effet que nous en attendions. La maladie a continué à marcher du même pas et même chez quelques malades nous avons observé des accidents de deux espèces qui nous paraissent de nature à établir une contre-indication formelle à l'admistration du médicament. Chez les malades des observations I et V nous avons constaté des hémoptysies qui peuvent parfaitement avoir pour cause occasionnelle le traitement par la résorcine. La relation de cause à effet n'est certes pas évidente et l'on ne doit pas établir que la résorcine, dans la tuberculose pulmonaire provoque l'hémoptysie; mais enfin l'autopsie d'animaux morts empoisonnés

par la résorcine ayant toujours démontré du côté des organes respiratoires « une congestion assez intense pouvant
aller jusqu'à la splénisation », (1) nous pouvons admettre
l'hypothèse que chez quelques malades, en vertu d'une
prédisposition spéciale et par le fait même de la maladie,
il se produit du côté des poumons des phénomènes conges-
tifs qui peuvent donner lieu à l'hémoptysie. Le malade de
l'observation V prenait à ce moment 6 grammes de
résorcine.

Le deuxième accident que nous avons observé consistait
en une diarrhée assez intense qui survenait presque immédiatement dans les premiers jours de l'administration du
médicament. Nous invoquerons pour ce fait la même
cause que pour le premier puisque l'on a constaté à l'autopsie d'animaux en expérience une grande vascularisation
des iustestins ; de là à une suractivité déterminant une se-
crétion muqueuse plus abondante, il n'y a qu'un pas d'autant plus que les malades dont il s'agit sont sujets, sans
qu'aucune cause intervienne, à prendre des diarrhées
contre lesquelles viennent malheureusement échouer la
plupart des médicaments. La diarrhée cessait presque toujours par la suspension du traitement et grâce à quelques
grammes de sous-nitrate de bismuth additionné de poudre d'opium brut. D'ailleurs il n'y a rien d'étonnant à ce
que la résorcine ait échoué là où l'emploi de l'acide phénique avait donné les mêmes insuccès. Ainsi donc, la
résorcine n'a pas pu, en quoi que ce soit, modifier l'état
général de nos malades, faire tomber la fièvre qui les con-
sumait, et les empêcher d'arriver à la période de cachexie
dans laquelle plusieurs d'entre eux ont succombé. Mais, il
faut le dire, les observations que nous venons de mentionner ne sont pas concluantes pour juger de la puissance an-

(1) In Callias. Loco citato, page 63.

tipyrétique de la résorcine, car la tuberculose pulmonaire est une maladie qui peut ne pas se prêter à l'étude que nous nous sommes proposée à cause de l'élément infectieux qu'engendre le tubercule. Nous n'avons, en effet, jamais supposé que le néoplasme pût être guéri par la résorcine ; or, comme c'est lui qui est la cause première de la fièvre, il n'y a rien d'étonnant à ce que nous n'ayons obtenu aucun résultat satisfaisant.

Fièvre Typhoïde. — Nous avons été conduit alors à rechercher les propriétés antithermiques de la résorcine dans une autre maladie pour savoir si les résultats concorderaient avec ceux que nous venions d'obtenir. Dans ce but nous avons administré la résorcine à quelques malades atteints de fièvre typhoïde. Voici les observations que nous avons recueillies au nombre de treize.

OBSERVATIOM I.

La nommée Thérèse V..., âgée de 35 ans, exerçant la profession de domestique, entre le 26 janvier dans le service de M. Desnos, salle Saint-Vincent, lit n° 16.

Cette malade est d'une bonne santé habituelle ; cependant elle est sujette à s'enrhumer un peu tous les hivers. Elle habite Paris depuis trois mois. Le 20 décembre, Thérèse V... a ressenti un violent mal de tête et a été prise d'une diarrhée qui aurait duré vingt-un jours ; malgré cela elle continuait son travail. Elle allait mieux au commencement de janvier, lorsque le 17 elle a été reprise de diarrhée et de grande fatigue comme la première fois. Elle a pris alors un purgatif qui a coupé la diarrhée ; depuis trois semaines Thérèse se plaint de tousser beaucoup et depuis trois ou quatre jours de mal de gorge.

Le 27 janvier. La malade est un peu abattue ; la langue, rouge sur les bords, est recouverte d'un enduit blanc jaunâtre, la bouche est pâteuse, amère ; gargouillement dans la fosse iliaque droite, diarrhée ; quelques taches rosées lenticulaires. L'auscultation fait entendre des râles sibilants et ronflants dans toute l'étendue des deux poumons ; la respiration est très sifflante en haut et à droite, en avant et en arrière ; gros râles sous-crépitants au sommet droit. Rien au cœur. On porte le diagnostic de fièvre typhoïde, rechute probable d'une première atteinte de typhus ambulatorius.

26. Temp. soir 39,8.

27. Temp. mat. 39,4 ; soir 40,2.

28. Temp. mat. 39 ; soir 40,6. De nouvelles taches rosées lenticulaires apparaissent sur les cuisses ; la malade est dans le même état, pas d'albumine dans l'urine.

29. Temp. mat. 40,2 ; soir 40,9. Trait. : résorcine 0,25 centigrammes à prendre en quatre fois dans la journée, des bouillons, du potage, du vin de Bordeaux.

30. Temp. mat. 39 ; soir 40,2. La diarrhée continue, la malade tousse toujours beaucoup. Insommie complète. Trait. : résorcine 0,50 centigrammes à prendre comme la veille.

31. Temp. mat. 39,4 ; soir 40,2. La diarrhée a diminué d'une façon notable ; une seule selle depuis hier au lieu de sept ou huit pendant les ours précédents. La malade a éprouvé pendant la nuit une transpiration abondante : elle est moins abattue ; elle tousse toujours beaucoup ; a dormi un peu cette nuit. Trait. : résorcine 0,75 centigrammes,

Le 1er février. Temp. mat. 39,2 ; soir 40,4. L'état général est stationnaire : la soif a diminué beaucoup, la diarrhée n'est pas revenue, deux selles en vingt-quatre heures. La transpiration a été moins abondante. Les signes d'auscultation sont les mêmes ; un peu de submatité au sommet droit en arrière. La résorcine ne détermine aucun trouble soit gastrique, soit nerveux. Indican dans les urines qui présentent une coloration brun foncé. Pas d'albumine. Trait. : résorcine 1 gramme.

2. Temp. mat. 39,3 ; soir 40,3. Congestion pulmonaire aux deux bases, dyspnée. Trait. : 20 ventouses sèches prolongées, résorcine 1,25 centigrammes.

3. Temp. mat. 38,3 ; soir 40,4. Il s'est manifesté un peu de diarrhée ; 4 selles en vingt-quatre heures ; la malade a été très soulagée par les ventouses ; la toux a diminué, transpiration abondante. Trait. : résorcine 1,25 centigrammes,

4. Temp. mat. 39,3 ; soir 39,3. La malade n'a été que deux fois à la garde-robe. L'état général est satisfaisant, la langue est bonne. Trait. : résorcine 1,50 centigrammes.

5. Temp. mat. 37,9 ; soir 39. Trait. : résorcine 1,50 centigramme.

6, Temp. mat. 37.8 ; soir 38,9. Thérèse V... se trouve mieux, elle tousse moins, l'état général est bon, deux selles en vingt-quatre heures, pas d'albumine dans l'urine. Trait. : résorcine 1,50 centigramme.

7. Temp. mat. 37,8 ; soir 38,6. A l'auscultation on entend moins de râles dans la poitrine ; plus de congestion pulmonaire. Trait. : résorcine 1.75 centigrammes.

8. Temp. mat. 37,8 ; soir 37,9. Le sommeil est revenu, l'amélioration se maintient, la malade est plus gaie. Trait. : 1,75 centigrammes.

9. Temp. mat. 37,8 ; soir 38,4. Trait. : résorcine 1,75 centigrammes,

10. Temp. mat. 37,8 ; soir 38,2. Trait. : résorcine, 2 grammes.

11. Temp. mat. 37,8 ; soir 37,8. Les râles ont à peu près disparu de la poitrine ; la malade va difficilement à la garde-robe. On lui fait prendre un verre d'eau de Sedlitz. Résorcine 2,25 centigrammes.

12. Temp. mat. 37,6 ; soir 37,7. Résorcine 2,25 centigrammes.

13, L'état général est satisfaisant : la malade continue à prendre de la résorcine à la dose de 2,25 centigrammes jusqu'au 16 février ; la température se maintient entre 37 et 38. La résorcine est supprimée jusqu'au 23 février. Pendant cet intervalle de sept jours la température oscille entre 38 et 38,2 et forme un long plateau ; l'état général est satisfaisant, alors nous cherchons l'explication de ce léger état fébrile dans la poitrine et après avoir minutieusement ausculté Thérèse V..., nous trouvons assez difficilement au sommet droit, en arrière, quelques râles sous-crépitants et de légers craquements, indices certains d'une tuberculose au début ; il y avait de la submatité ; la malade ne se plaignait de rien. Les craquements s'accentuèrent de plus en plus chaque jour et les signes stéthoscopiques devinrent plus nets et plus caractérisés. On se rappelle qu'au début de sa maladie des râles nombreux étaient localisés en cet endroit et avaient un caractère un peu suspect.

23. La malade prend 2 grammes de résorcine tous les jours jusqu'au 11 mars. Pendant tout ce temps la température subit de grandes oscillations, et du 25 février au 9 mars, le thermomètre monte chaque jour de quelques dixièmes de degré pour arriver à 39,4 ; la dose de résorcine est portée à 3 grammes, puis 3,50 centigrammes, et enfin supprimée le 19 mars ; la température était alors de 37,8 le matin et de 38 le soir

A partir du 20 mars, le thermomètre remonte un peu et va jusqu'à

38,7 ; la malade mange, mais cet état fébrile n'a plus sa raison d'être dans la maladie qui l'a fait entrer à l'hôpital. On emploie les révulsifs sur la poitrine et à plusieurs vésicatoires succèdent des applications répétées de teinture d'iode. Les bruits morbides sont devenus indiscutables : souffle, gargouillement, submatité prononcée.

Depuis le 28, les oscillations thermométriques se régularisent et la température de 37,6 le matin monte le soir à 38,4 ou 38,6.

La malade continue de manger avec appétit.

On voit par cette observation que la médication par la résorcine n'a exercé aucune action antipyrétique, attendu que la température n'a baissé que vers le vingt-troisième jour de la maladie, alors qu'elle baisse naturellement à cette époque et que l'administration quotidienne de 2 et 3 grammes de résorcine ne l'a pas empêchée de monter jusqu'à 39.4 pour redescendre, un peu plus rapidement qu'elle n'était montée, au moment où l'on administrait 3 grammes du médicament.

L'influence de la résorcine ne se manifestait que lorsque nous prenions la température dans les premiers quarts d'heure qui suivaient son ingestion, et en peu de temps la température revenait à son point de départ comme on peut s'en rendre compte en consultant le tableau n° 1.

Thérèse V..., après un long séjour dans nos salles, est sortie pour reprendre son travail.

OBSERVATION II.

La nommée Juliette V..., âgée de 27 ans, domestique, entre à la Charité, salle Saint-Vincent, lit n° 11, dans le service de M. Desnos, le 6 février 1882.

Cette femme, d'une bonne santé habituelle, sans autre antécédent qu'une variole bénigne, se plaint depuis dimanche 30 janvier d'une grande fatigue générale avec céphalalgie et nausées. Elle vient à la consultation le jeudi ; prescription : un vomitif qui reste sans effet ; elle se décide à entrer à l'hôpital le lundi 6 février.

Etat actuel. — Pas de céphalalgie ; courbature générale, bouche pâteuse, amère, langue saburrale très rouge sur les bords ; pas d'épistaxis ; diarrhée, ventre souple, pas de coliques, gargouillement dans la fosse iliaque ; taches rosées lenticulaires au nombre de cinq ; ne tousse pas ; quelques râles ronflants et sibilants dans la poitrine. Insomnie à peu près complète ; cauchemars, état de stupeur assez prononcé ; elle comprend bien et répond, quoique lentement, avec assez de netteté. L'urine ne présente pas traces d'albumine.

Le 6 février. Temp. mat. 39,9 ; soir 40,4.

7. Temp. mat. 38,9 ; soir 40,4. Trait. : résorcine 50 centigrammes, des bouillons, des potages, du vin de Bordeaux.

8. Temp. mat. 40,2 ; soir 40,4. La malade est dans le même état ; un peu d'agitation pendant la nuit ; la diarrhée persiste, cinq selles en vingt-quatre heures. Trait. : 0,75 centigrammes de résorcine.

9. Temp. mat. 38,9 ; soir 40,4. La diarrhée a diminué d'intensité. Trait. : résorcine 1 gramme.

10. Temp. mat. 39,7 ; soir 40. La malade se plaint d'un mal de tête très violent ; l'assoupissement est un peu moins grand ; une transpiration assez abondante a suivi la prise du médicament, elle en avait pris 1 gramme en une fois vers quatre heures du soir et la transpiration était très abondante encore vers six heures et demie. Trait. : résorcine 1,50 centigrammes.

11. Temp. mat. 38,9 ; soir 40,2. La malade se trouve un peu mieux ; elle se plaint seulement de n'avoir pas uriné depuis deux jours ; dans le courant de la journée elle urine en une fois un litre et demi d'une urine fortement colorée en brun et qui donne par le perchlorure de fer un précipité abondant de couleur foncée ; elle ne contient pas d'albumine. Deux selles en vingt-quatre heures. Trait. : résorcine 1,50 centigrammes.

12. Temp. mat. 39,2 ; soir 39,8. La diarrhée diminue ; une selle en vingt-quatre heures. Rien de particulier à noter. Trait. : résorcine 1,50 centigrammes.

13. Temp. mat. 39,3 ; soir 39,8. Deux selles en diarrhée. Etat général satisfaisant. Trait. : résorcine 1,50 centigrammes.

14. Temp. mat. 38,9 ; soir 39,4. Le sommeil commence à revenir. Trait. : résorcine 2 grammes.

15. Temp. mat. 38,4 ; soir 38,9. Encore deux selles en diarrhée ; l'état général est bon ; aucun phénomène à noter du côté de l'estomac ni du côté du système nerveux. Trait. : résorcine 2 grammes.

16. Temp. mat. 38,1 ; soir 38,9. Une selle en vingt-quatre heures ; plus de céphalalgie, pas de mal de ventre ; l'état général est aussi bon que possible. Bien que nous soyons au dix-septième jour de la maladie, la température ne baisse pas d'une manière sensible qui dénote l'influence

de la médication ; elle le fait par une gradation naturelle. La résorcine est supprimée parce qu'il en manque.

17. Temp. mat. 38,1 ; soir 39,5. L'état général reste stationnaire.

18. Temp. mat. 38,4 ; soir 39. Une selle en diarrhée dans les vingt-quatre heures. L'état général est bon et la température ne remonte pas malgré la suppression de la médication. L'examen de l'urine donne un précipité foncé par le perchlorure de fer ; elle ne présente pas traces d'albumine.

19. Temp. mat. 37,6 ; soir 37,9. La malade n'a plus de diarrhée.

20, Temp. mat. 37,4 ; soir 37,8. Juliette V... demande à manger ; la température paraît ne pas devoir remonter ; nous sommes, il est vrai, au vingt-unième jour de la dothinanterie ; c'est donc là la marche naturelle de la maladie lorsqu'il ne survient aucune complication.

La médication par la résorcine n'a donc pas eu d'action sur la durée de la période fébrile.

25. La malade mange un œuf le matin et un peu de poulet le soir; la température reste stationnaire dans la limite de 37,6 à 37,8.

Dans les premiers jours de mars le thermomètre marque 38, 38,2 ; malgré cela la malade continue à manger et le 7 mars la température retombe à 37,8 pour ne plus dépasser 37,6 jusqu'au jour où elle sort de l'hôpital complètement guérie le jeudi 6 avril.

<h3 style="text-align:center">Observation III.</h3>

Jean Claude G..., âgé de 35 ans, charretier attaché au service de l'hôpital, entre le 5 février 1882, salle Saint-Félix, n° 14, dans le service de M, Desnos, à l'hôpital de la Charité.

Malade depuis huit jours il présente tous les symptômes d'une fièvre typhoïde à forme commune; actuellement il est très fatigué par une diarrhée abondante; nombreuses tâches rosées lenticulaires; douleur dans la fosse iliaque droite. L'urine ne présente pas de trace d'albumine.

Trois jours après son entrée, on lui donne de la résorcine pour abaisser sa température qui est assez élevée, mais qui commence à décroître.

5 février, T. matin, 40.

6. T. matin, 39,8 ; soir, 40,3.

7. T. matin, 39,6; soir, 39,7.

8. T. matin, 39,6 ; soir. 39,7. Trait. résorcine 0,50 centigrammes.

9. T. matin, 39,4 ; soir, 29,6. Le malade a éprouvé hier une transpiration abondante après l'ingestion d'une partie de la potion à la résorcine. Trait. résorcine 1 gramme.

10. T. matin, 38,9 ; soir, 39,2. L'état général est assez bon ; la diarrhée diminue ; deux selles en vingt-quatre heures ; la transpiration a été moins abondante que la veille. Trait. résorcine 1,50 centigrammes.

11. T. matin, 38,8 ; soir, 38,9. Le malade n'a pas été à la garde-robe depuis hier ; il a dormi un peu cette nuit ce qu'il n'avait pas encore fait depuis le commencement de la maladie. Trait., résorcine 1,50 centigrammes.

12. T. matin, 38,7 ; soir, 39,2. Jean Claude G... n'a pas encore été à la selle ; on lui prescrit un lavement émollient ; l'état général est satisfaisant ; pas d'albumine dans l'urine. Trait. résorcine 1,75 centigrammes.

13. T. matin, 38,3 ; soir, 39. Le lavement a donné lieu à une selle très abondante. Trait. résorcine 1,75 centigrammes.

14. T. matin, 38,2 ; soir, 38,8. Le malade a pris hier un lavement sans résultat ; l'état général reste bon. Trait. résorcine 2 grammes.

15. T. matin, 38,2 ; soir, 38,7. Pas de selles depuis quarante-huit heures malgré deux lavements, Trait. résorcine, 2 grammes.

16. T. matin, 38,4 ; soir, 38,8. Pas encore de selles malgré un troisiéme lavement pris dans la journée ; on prescrit un verre d'eau de sedlitz. La résorcine est supprimée parce que le médicament manque à la pharmacie.

17. T. matin, 37,8 ; soir, 38,6. La température ne remonte pas malgré uppression de la résorcine ; l'état général du malade est très satisfaisant.

18. T. matin, 37,9 ; soir, 39.

19. T. matin, 38,1 ; soir, 38,6. Le malade n'a pas été à la garde-robe ; on prescrit un lavement quotidien si le malade n'a pas de selle dans la journée.

20. T. matin, 37,8 ; soir, 38,2, L'état du malade est très bon.

21. T. matin, 38,1 ; soir, 38,9. Pas de selle malgré le lavement. L'urine ne présente pas dé trace d'albumine.

22. T. matin, 37,8 ; soir, 37,8.

23. T. matin, 37,8 ; soir, 38,2. On prescrit un verre d'eau de sedlitz pour combattre la constipation opiniâtre du malade.

24. T. matin, 37,3 ; soir, 38,2.

25. T. matin, 37,6; soir, 38,2. La constipation revient encore malgré les lavements.

26. T. matin, 37,6; soir, 38,1. Nous sommes au vingt-neuvième jour de la maladie, et, malgré cette époque avancée, la température monte encore au-dessus de 38 le soir. On prescrit de nouveau de la résorcine à la dose de 1 gramme.

27. T. matin, 37,5; solr, 38,4. Trait. résorcine, 1 gramme.

28. T. matin, 37,5; soir, 37,4. Trait. résorcine, 1 gramme.

1er mars, T. matin, 38; soir, 38,2. L'état général du malade est bon, il demande à manger depuis trois ou quatre jours; on lui refuse. Trait. résorcine, 1,50 centigrammes.

2. T. matin, 37,6; soir, 48. Trait. résorcine, 2 grammes.

3. T. matin, 37,8; soir, 38,5. Le malade a mangé dans la journée malgré notre défense et il a continué pendant deux jours encore, ainsi qu'il nous l'a avoué longtemps après. Trait. résorcine, 2 grammes.

4. T. matin, 37,9; soir, 38.5. Trait. résorcine, 2 grammes.

5. T. matin, 38,3; soir, 38,6. Trait. résorcine, 2 grammes.

6. T. matin, 38,2; soir, 38,7, On supprime la résorcine qui n'empêche pas la température de s'élever graduellement. On ignorait alors que le malade avait mangé et on ne savait à quoi attribuer cette rechute.

7. T. matin, 38,3; soir, 39,2. Le malade se plaint de ne pas dormir de la nuit; pas de diarrhée. Pas d'albumine dans l'urine.

8. T. matin, 38,2; soir, 38,8. A partir de ce jour, la température descend graduellement pour arriver le 14 mars à 37,8 et ne pas dépasser 38, malgré la nourriture que prend le malade; nous lui permettons de manger des œufs et un peu de viande.

Au commencement de la convalescence, nous avons constaté pendant plusieurs jours une diurèse assez abondante allant jusqu'à 3 litres et demi par jour d'une urine claire qui ne contient ni sucre ni albumine; en même temps plusieurs furoncles se développent à la face.

Dans les premiers jours d'avril une angine phlegmoneuse fait remonter la température pendant quelques jours jusqu'à 39.

Le 10 avril, la guérison de l'esquinancie est complète, et le malade sort guéri de l'hôpital le 20 avril.

Cette observation fait voir que le résorcine n'a pas eu sur la marche de la fièvre typhoïde une action favorable, puisque la température descendait seulement le vingt-cinquième jour au-dessous de 38; qu'elle ne l'a pas empêchée de remonter le 2 mars jusqu'à plus de 39, et qu'en somme la durée de la dothiénantérie n'a pas été en quoi que ce soit abrégée.

OBSERVATION IV.

Marie P..., âgée de 22 ans, demoiselle de magasin au Louvre, entre le 2 mars 1882, dans le service de M. Desnos, salle Saint-Vincent, lit n° 19, à l'hôpital de la Charité.

Cette jeune femme, depuis trois ans qu'elle habite Paris, n'a jamais été malade; le 20 février elle a eu des vomissements, une céphalalgie très vive, des vertiges, des sifflements dans les oreilles et elle se plaignait d'un malaise général; cependant elle a travaillé toute la semaine et ce n'est que le dimanche qu'elle est obligée de s'aliter; depuis cette époque elle n'a pas cessé d'avoir de la diarrhée.

A la visite, la malade présente un état de stupeur assez prononcé avec un peu d'agitation; céphalalgie intense, sifflements dans les oreilles, les réponses sont lentes; insommie complète, bouche pâteuse, amère, langue sèche, rouge sur les bords, tremblante, un peu de diarrhée, taches rosées lenticulaires. Râles sibilants et ronflants dans toute l'étendue de la poitrine; un peu d'oppression.

2 mars. T. soir, 40,2. L'urine ne contient pas d'albumine.

3. T. matin, 39,4; soir, 40,6.

4. T. matin, 40,2; soir, 40,6. La malade n'a pas été à la garde-robe depuis hier; elle tousse beaucoup; un peu de sommeil pendant la nuit. Trait. : 1 verre d'eau de sedlitz ; résorcine, 0,50 centigrammes.

5. T. matin, 39,8; soir, 40,8. Transpiration abondante; la toux continue ; depuis le purgatif, la malade a une diarrhée abondante. Trait. : résorcine, 0,50 centigrammes.

6. T. matin, 40,1; soir, 40,6. Marie P... accuse un peu de mieux; la diarrhée continue; huit selles en vingt-quatre heures, la langue est meilleure, plus hnmide, la céphalalgie a diminué. Trait. : résorcine, 1 gramme.

7. T. matin, 40,1; soir, 40,3. Les selles sont moins abondantes. Trait. : résorcine, 1,50 centigrammes.

8. T. matin, 39,8; soir, 40,4. La nuit a été bonne; pas d'agitation et un peu de sommeil. Trait. : résorcine, 2,50 centigrammes.

9. T. matin, 40; soir, 39,8. L'état général est meilleur; la toux persiste toujours; la malade se plaint de douleurs très vives dans l'oreille

Péradon.   4 droïte en même temps que de mal à la gorge, origine prebable de la donleur d'oreille , par propagation de l'inflammation à la trompe d'Eustache. Pas d'albumine dans l'urine. Trait. : résorcíne, 3 grammes.

10. T. matin, 39,1; soir, 40. La malade n'a pas été à la garde-robe depuis hier; la douleur d'oreille persiste, mais la pharyngite a diminué. Trait. : résorcine, 3,50 centigrammes, injection d'eau de guimauve et de pavot dans l'oreille; baume tranquille.

11. T. matin, 39,1 ; soïr, 39,3. Une selle en vingt-quatre heures ; état stationnaire. Trait. : résorcine, 4 grammes.

12. T. matin, 38,5; soir, 40,1. La température qui tendait à descendre remonte ce soir d'une manière imprévue ; cette ascension est due vraisemblablement à l'otite qui doit tendre à la suppuration. Trait. : résorcine, 4,50 centigrammes.

13. T. matin, 38; soir, 38,2. La douleur que Marie P... ressentait s'est calmée pendant la nuit; mais il s'écoule maintenant par l'oreille du côté malade du pus en assez grande quantité ; la malade n'a pas été à la selle depuis hier matin. Trait. : résorcine, 5 grammes ; lavage de l'oreille avec de l'eau de guimauve.

14. T. matin, 37,3 ; soir, 38,7. Malgré les doses élevées de résorcine qu'absorbe la malade, elle n'éprouve ni maux d'estomac, ni coliques, ni vertiges, ni bourdonnements dans les oreilles. L'état général est excellent ; l'écoulement de pus diminue. Trait. : résorcine, 5 grammes, un verre d'eau de Sedlitz.

15. T. matin, 37,4 ; soir, 37,7. Le purgatif de la veille a agi très énergiquement; Marie P... demande à manger avec insistance. Trait. : résorciue, 5 grammes.

16. T. matin, 37,5 ; soir, 37,6. La malade accuse un retour de diarrhée ; elle ne se plaint d'aucune douleur ni au ventre ni à l'estomac ; les nuits sont bonnes ; la toux a beaucoup diminué. Trait. : résorcine, 5 grammes.

17. T. matin, 37,2 ; soir, 37,9. La diarrhée a diminué ; une seule garde-robe depuis hier; la fièvre ayant complètement disparu depuis trois jours, on supprime la résorcine.

18. T. matin, 37,4 ; soir, 37,9. La température ne remonte pas; l'état de Marie P... est très satisfaisant ; elle demande toujours à manger, on le lui refuse.

19. T. matin, 37,5 ; soir, 37,9. Pas de diarrhée; l'écoulement de l'oreille a disparu ; la malade continue à bien aller.

20. T. matin, 37,7 ; soir, 38,2. Malgré toutes nos recommandations,

la malade a mangé un œuf aujourd'hui, ce que nous n'avons su que beaucoup plus tard.

21. T. matin, 38,1; soir, 39,2. Marie P... est abattue; pas de diarrhée, pas de douleur de ventre. L'urine ne contient pas de trace d'albumine.

22. T. matin, 38,3; soir, 40. La rechute est complète et en deux jours la température a atteint 40; la malade recommence à tousser. Il n'y a pas de résorcine à la pharmacie, ce qui empêche de recommencer la médication employée au début. On fait de l'expectation déguisée par un julep avec X gouttes d'alcoolature d'aconit (feuilles).

23. T. matin, 39,2; soir, 40,8. Marie P... se plaint de mal au ventre et à l'estomac.

24. T. matin, 40,4; soir, 40,9. La diarrhée recommence, la malade a vomi dans la journée d'hier; la toux est aussi fréquente qu'au début et Marie P... est très affaissée. Pas d'albumine dans l'urine.

25. T. matin, 40,1; soir, 40,8. La malade a été cinq fois à la garde-robe. Pas d'albumine dans l'urine.

26. T. matin, 40,4; soir, 41,1. Epistaxis abondante dans la journée d'hier. Céphalalgie assez vive. On recommence la médication par la résorcine à la dose de trois grammes. La rechute est plus grave que la première atteinte.

27. T. matin, 40,4; soir, 39,8. Marie P... n'a pas de sommeil. 5 selles en vingt-quatre heures. Trait. : résorcine, 3 grammes.

28. T. matin, 39,4; soir, 40. Marie P... a éprouvé dans la journée d'hier et ce matin des soubresauts des tendons et des contractions involontaires des muscles des membres supérieurs. 4 selles en vingt-quatre heures. Trait. : résorcine, 4 grammes.

29. T. matin, 39; soir, 40. L'état général est meilleur; l'abattement de la malade a diminué; elle est moins agitée qu'hier soir; elle n'a eu que 3 selles depuis la veille. Trait. : résorcine, 5 grammes.

30. T. matin, 38,3; soir, 38,8. La diarrhée diminue, Marie P... n'a été que deux fois à la garde-robe. Trait. : résorcine, 5 grammes.

31. T. matin, 39,2; soir, 40. Les phénomènes nerveux dont la malade s'était plainte ont complètement cessé le lendemain dans la soirée; depuis ils n'ont pas reparu. Trait. : résorcine, 5 grammes.

1er avril, T. matin, 38,2; soir, 38,4. Marie P... est dans un état très satisfaisant; elle ne va qu'une fois à la garde-robe dans la journée. Trait. : résorcine, 5 grammes.

2. T. matin, 37,5, soir, 38,6. La toux diminue beauconp ; la malade commence à demander à manger. Trait. : résorcine, 5 grammes.

3. T. matin, 36,6 ; soir, 36,6. Trait. : résorcine, 5 grammes.

4. T. matin, 36,7 ; soir, 37, Marie P... va très bien ; on lui permet de manger un œuf ; on continue encore la résorcine, 5 grammes.

5. T. matin, 36,6, soir, 37,2. La diarrhée a complètement disparu depuis quelques jours. Trait. : résorcine, 3 grammes.

6. T. matin, 36,9 ; soir, 37,2. On autorise l'usage de la viande. Trait. : résorcine, 1,50 centigrammes.

7. T. matin, 36,9 ; soir, 37,4. On supprime la résorcine. Marie P... est tout à fait en convalescence.

8. T. matin, 37,2 ; soir, 37,4. La malade commence à manger du pain elle le supporte ; la diarrhée ne revient pas.

9. T. matin, 37,4 ; soir, 37,4 La toux a complètement disparu, et l'auscultation ne fait entendre aucun bruit morbide.

10. T. matin, 37,2 ; soir, 37,6. Marie P... se lève un peu dans la journée.

11. T. matin, 37,6 ; soir, 37,4. Elle va de mieux en mieux, et lorsque nous la quittons, le 13 avril, elle se lève une bonne partie de la journée, mange deux portions de pain par jour. Elle sort de l'hôpital quelques jours après, complètement guérie.

OBSERVATION V.

Jean Claude L... âgé de 42 ans, terrassier, entre, le 27 mars 1882, dans le service de M. Desnos, à l'hôpital de la Charité, salle Saint-Félix, lit n° 2.

Jean Claude L..., est Breton et ne comprend pas le français ; tout ce que nous pouvons savoir par le camarade qui l'a amené, c'est qu'il est malade depuis huit jours et qu'il y a 2 jours, le 25 mars, il a pris un purgatif ; depuis cette époque il a la diarrhée.

Nous le trouvons le matin, à la visite, dans un état de stupeur profonde, sans agitation ni délire. La langue est rouge sur les bords, sèche, recouverte d'un enduit jaunâtre ; dans la poitrine on entend disséminés çà et là quelques râles sibilants ; le malade tousse peu, il ne crache pas. Depuis la veille il n'a pas été à la garde-robe. Nombreuses taches rosées lenticulaires, gargouillement dans la fosse illiaque droite. Ces constatations suffisent pour nous faire diagnostiquer une fièvre typhoïde. Pas d'albumine dans l'urine.

27 mars, T. soir, 39,8.

28. T. matin, 39,2; soir, 40. Trait. : résorcine, 1 gramme.

29. T. matin, 39, 4; soir, 39,6. L'état du malade est stationnaire; la constipation persiste; on prescrit un verre d'eau de Sedlitz et résorcine, 2 grammes.

30. T. matin, 38,4; soir, 38,9. Le malade a pris un lavement pour faciliter l'effet du purgatif; il a été neuf fois à la garde-robe dans les vingt-quatre heures ; il se plaint de ne pas dormir la nuit; pas de céphalalgie, pas de maux d'estomac ni de ventre: transpiration très abondante pendant la nuit. Trait. : résorcine, 3 grammes.

31. T. matin, 38,6; soir, 38,6. L'état général est satisfaisant; la stupeur diminue; insommie complète; le malade a eu une selle dans la journée; la transpiration continue à être très abondante. Trait. : résorcine, 4 grammes,

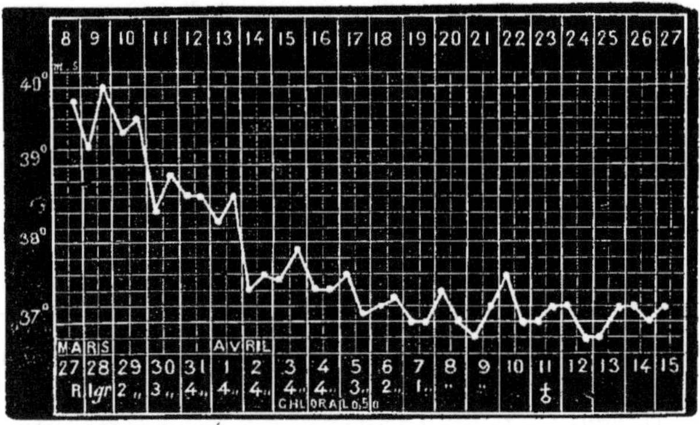

R. : Résorcine. — Le 11 mars, commence à manger.

1er avril. T. matin, 38.3; soir, 38,6. Le patient se plaint de ne pas pouvoir dormir un seul instant; langue sale, rouge, la constipation reparaît, transpiration abondante ; rien dans la poitrine; pas d'albumine dans l'urine. Trait. : résorcine, 4 grammes.

2. T. matin, 37,5 ; soir, 37.7. Toujours pas de sommeil, la transpiration persiste avec la constipation. Trait. : résorcine, 4 grammes.

3. T. matin, 37,5 ; soir, 37,9. L'état général est très bon, le malade a l'air très éveillé, mais il se plaint toujours de ses insommies, transpi-

ration, csnstipation comme la veille. Trait. : une bouteille d'eau de Sedlitz, 0,50 centigrammes de chloral, en prendre en deux fois, à midi, et le soir, et résorcine, 4 grammes.

4, T. matin, 37, 4 ; soir, 37,4. Le malade a été 4 fois à la garde-robe, le sommeil n'est pas venu malgré le chloral. Trait. : chloral, 0,50 centigrammes, et résorcine, 4 grammes.

5. T. matin, 37,6 ; soir, 37,1. Jean Claude est dans un état très satisfaisant, plus de fièvre, il a dormi une partie de la nuit. Suppression du chloral, on diminue la dose de résorcine, 3 grammes.

6. T. matin, 37,2 ; soir, 37,3. La température ne remonte pas ; l'état général est très bon ; toujours un peu de constipation. Trait.: résorcine, 2 grammes.

7. T. matin, 37 ; soir 37. Etat général excellent, le sommeil est revenu entièrement. Trait.: résorcine, 1 gramme.

8. T. matin, 37,4 ; soir, 37. Jean Claude demande à manger. Malgré la diminution graduelle de la résorcine la température ne remonte pas. On supprime complètement le médicament.

9. T. matin, 36,8 ; soir, 37,2. L'amélioration se maintient toujours.

10. T. matin, 37,6 ; soir, 37. La constipation persiste malgré un lavement administré tous les jours. Trait., deux verres d'eau de Sedlitz.

11. T. matin, 37,4 ; soir, 37,2. Le malade a été 4 fois à la garde-robe. La température reste stationnaire ; on commence l'alimentation en donnant une côtelette le matin et un œuf le soir.

12. T. matin, 37,2 ; soir, 36,8 La nourriture a été bien supportée ; on y ajoute un peu de pain aujourd'hui.

13. T. matin, 36,8 ; soir, 37. Le malade se lève un peu dans la journée.

14. T. matin, 37,2 ; soir, 37.

15. T. matin, 37,2 ; soir, 37,3. L'appétit est très vif et le malade demande à manger davantage ; on lui donne un degré ; il se lève une bonne partie de la journée et est en pleine convalescence ; les forces reviennent de plus en plus chaque jour.

Cette observation est favorable à la médication par la résorcine. Nous avons eu certainement affaire à une fièvre typhoïde ; malgré les renseignements qui nous manquaient, les signes que nous avons constatés suffisaient amplement pour assurer le diagnostic. Il pourrait se faire cependant que la maladie ait commencé beaucoup plus tôt que nous ne le croyons ; toutefois il n'y a rien d'impossible à ce que la température, grâce à la résorcine, soit tombée depuis le quatorzième jour, c'est-à-dire dix jours avant l'époque où elle tombe habituellement dans les fièvres typhoïdes à forme commune.

La convalescence a donc commencé vers le seizième jour, et le vingt-troisième jour le malade commençait à manger. Il nous faudrait d'autres exemples nombreux pour confirmer cette opinion.

Observation VI.

Le nommé Louis D..., âgé de 22 ans, garçon épicier, entre, le 11 mai 1882, dans le service de M. Desnos à l'hôpital de la Charité, salle Saint-Félix, n° 2.

Ce jeune homme, d'une bonne santé habituelle, a ressenti depuis cinq ou six jours un malaise général avec de la courbature et une fièvre assez forte; en même temps il était en proie à une céphalalgie très vive qui ne le quittait pas; il n'a pas eu d'épistaxis. Au bout de deux à trois jours, mardi dernier, il a pris un purgatif après lequel il a continué à avoir la diarrhée pendant deux jours. Celle-ci avait cessé le matin de son entrée pour recommencer le soir même dans la nuit. Voilà ce que le malade nous raconte tant bien que mal lorsque nous le visitons le 12 mai, le lendemain de son entrée à l'hôpital.

Le 12 mai. T. matin, 40,6; soir, 41,9.

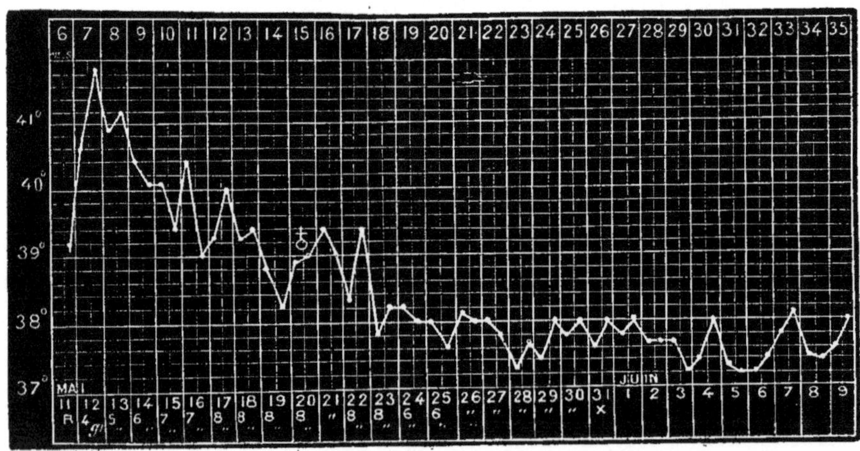

R. : Résorcine — Le 20 mai, pleurésie. — Le 31 mai commence à manger.

Louis D... est dans un état de prostration considérable et dans une adynamie profonde; les narines sont pulvérulentes, la langue est sèche, fuligineuse, noire au centre et rouge vif sur ses bords, les dents et les gencives sont recouvertes de fuliginosités; nous constatons un ballonnement assez prononcé du ventre; quelques taches rosées lenticulaires sur le ventre et les cuisses; bien qu'il y ait incontinence de matières, le malade demande le bassin 5 à 6 fois en vingt-quatre heures. Pas d'albumine dans l'urine, pas de sucre; indican dans l'urine. Il existe un peu d'oppression; à l'auscultation on entend des râles sous-crépitants, ronflants et sibilants dans tout le poumon droit; presque rien à gauche; expectoration muco-purulente. Rien au cœur. Nous diagnostiquons une forme sévère de la fièvre typhoïde, forme adynamique; il n'y a pas de phénomènes ataxiques; le pouls est à 116, la respiration à 28. Nous réservons le pronostic. Nous instituons le traitement par la résorcine en commençant par la dose de 4 grammes dont 2 grammes pris en une seule fois ; nous en relatons les effets consécutifs dans un chapitre spécial; les deux autres grammes sont pris dans le courant de la journée. On fait prendre au malade des bouillons, des potages, du vin de Bordeaux.

13. T. matin, 40,9; soir, 41,2.

Le malade est dans le même état; il répond nettement, mais avec une grande lenteur aux questions qu'on lui pose, l'abattement persiste; la diarrhée continue; le ventre est un peu moins tendu; céphalalgie sans bourdonnements ni sifflements d'oreilles. Traitement : résorcine 5 grammes dont 3 pris en une seule fois.

14. T. matin, 40,4; soir, 40,1.

La prostration du malade est moins grande; la nuit quoique sans sommeil est moins agitée, il répond plus vite aux questions, il a une tendance à s'assoupir; la langue est moins sèche, les fuliginosités commencent à disparaître, la bouche se nettoie ; la diarrhée continue, aucun accident du côté des voies digestives ou du système nerveux que l'on puisse attribuer à la résorcine. Trait.: résorcine, 6 grammes à prendre en 6 fois à une heure d'intervalle. Voici la température prise heure par heure.

11 h., 40,2; 12 h., 40,3; 1 h., 41; 2 h., 40; 3 h., 40,2; 4 h., 40,1; 5 h., 39,4.

15. T. matin, 40,1; soir, 39,4

L'état général est meilleur, la langue est moins sale et moins sèche; la diarrhée persiste; à l'auscultation quelques râles sous-crépitants à droite. Trait.: résorcine, 7 grammes. Sous-nitrate de bismuth 4 gr. Le malade prend 1 gramme de résorcine par heure.

11 h., 40,4; 12 h., 39,4; 1 h., 40,2; 2 h., 40 ; 3 h., 40,3, 4 h., 39,4.

16. T. matin, 40,4; soir, 39.

Rien de changé dans l'état général ; la diarrhée n'a pas diminué ; plus de ballonnement du ventre, pendant la nuit de l'agitation accompagnée de cauchemars. Il y a un point au sacrum qui commence à s'escharifier. Trait.: résorcine, 7 grammes. Bismuth.

17. T. matin, 39,3; soir, 40.

La postration qui avait diminué recommence à devenir plus grande; la langue est plus sèche; le malade va toujours sous lui avec abondance; l'urine foncée présente un dépôt très abondant, elle ne présente pas de traces d'albumine; râles sous-crépitants nombreux. Trait. : résorcine, 8 grammes. Bismuth, 4 grammes, badigeonnages avec la teinture d'iode.

18. T. matin, 39,3; soir, 39,4.

La diarrhée est considérable; elle ne fait qu'augmenter, la langue est sèche, les fuliginosités reviennent; les urines sont très chargées de mucosités et de sels calcaires; la prostration est très grande; vive céphalalgie; pas de bourdonnements, pas de maux d'estomac, pas de phénomènes nerveux. Trait.: résorcine, 8 grammes, bismuth et poudre de charbon ââ 4 grammes; un quart de lavement amidonné opiacé à 6 gouttes.

19. T. matin, 38,8; soir 38,2. L'état de prostration du malade est moindre, il a dormi cette nuit plus tranquillement; la diarrhée est stationnaire; à l'auscultation on entend moins de râles; il y a une eschare au sacrum. Trait.: résorcine, 8 grammes. Bismuth et lavement comme hier. On panse l'eschare avec la solution suivante qui donne de bons résultats. Eau, 1000 grammes. Chloral, 3 grammes. Teinture d'eucalyptus 10 grammes. C'est ce que M. Desnos emploie toujours dans le pansement des eschares.

20. T. matin, 38,9; soir, 39.

La langue est meilleure, et moins sèche, le malade se sent plus à l'aise; la diarrhée cependant ne s'améliore pas. Un peu de conjonctivite double; les yeux sont larmoyants. Trait.: résorcine 8 grammes, le reste comme hier.

21. T. matin, 39,4; soir, 39.

L'état général s'améliore. La diarrhée diminue; le malade n'a pas été à la selle pendant la nuit; les urines sont très foncées, mais moins chargées de sédiments.

On ne donne pas de résorcine parce qu'il n'y en a pas. Le reste comme hier.

22. T. matin, 38,3; soir, 39,4.

Le malade va de mieux en mieux; les picotements ont diminué dans les yeux; ils sont moins rouges, la langue est meilleure; la diarrhée diminue beaucoup; 3 selles en vingt-quatre heures. Nous auscultons la poitrine à droite pour voir si les râles ont disparu et nous trouvons matité, souffle, égophonie. Diminution des vibrations thoraciques, pleurésie à laquelle nous attribuons l'élévation de température du 20, du 21 et du 22 mai; elle s'est installée sans dyspnée. Pas d'albumine dans l'urine. Trait.: résorcine, 8 grammes ; bismuth, vésicatoire en arrière et à droite.

23. T. matin, 37,8; soir, 38,2.

L'état général est très bon, la diarrhée diminue, l'élévation de température d'hier 39,4 est due au vésicatoire, très probablement. La plaie du sacrum se cicatrise, la conjonctivite est très améliorée. Pas d'albumine dans l'urine. Trait.: résorcine, 8 grammes; on continue le bismuth.

24. T. matin, 38,2; soir, 38.

L'état général de Louis D... s'améliore de jour en jour, langue esthumide, la faim se fait déjà sentir, la diarrhée est stationnaire, 3 selles par jour; pas de point de côté, pas de dyspnée. Trait.: résorcine, 6 grammes, le reste comme hier, pansement de l'eschare et du vésicatoire.

25. T. matin, 38; soir, 37,6.

L'état est stationnaire, le malade va 3 fois à la selle, l'urine devient abondante, 3 litres dans les vingt-quatre heures, c'est un bon signe, l'approche de la convalescence. Trait.: résorcine, 6 grammes.

26. T. matin, 38,1; soir, 38.

L'amélioration s'accentue, le malade n'a été qu'une fois à la garderobe, l'auscultation n'a pas changé, l'épanchement ne diminue pas malgré une diurèse abondante, 3 litre 1/2 en vingt-quatre heures. On supprime la résorcine, le lavement est supprimé, on donne encore du bismuth.

27. T. matin, 38; soir, 37,8. Une selle aujourd'hui; la polyurie continue.

28. T. matin, 37,3; soir, 37,7. Etat général excellent, le malade a été

deux fois à la garde-robe en diarrhée: la diurèse est moins abondante.

29. T. matin, 37,4; soir, 38. Encore un peu de diarrhée, l'amélioration se maintient; l'épanchement pleurétique ne diminue pas, on donne bismuth 2 grammes avec poudre d'opium brut 0,05 centigrammes et un lavement amidonné avec 6 gouttes de laudanum pour couper la diarrhée.

30. T. matin, 37,8; soir, 38. Deux selles en diarrhée; l'état général continue à être bon. Même traitement.

31. T. matin, 37,6; soir, 38. Le malade n'a pas été à la selle depuis hier, l'état est excellent, la polyurie recommence, 3 litres 750 grammes en vingt-quatre heures.

L'épanchement pleurétique diminue un peu; l'appétit est vif, on permet au malade de manger un œuf.

1er juin. T. matin, 37,8; soir, 38. Plus de diarrhée; une selle moulée, les nuits sont bonnes, le malade dort bien, urine, 3 litres 100 grammes.

2. T. matin, 37,7; soir, 37,7. La diarrhée n'est pas revenue, le malade se sent tout à fait à son aise; l'épanchement diminue.

3. T. matin, 37,7; soir, 37,2. L'épanchement a complètement disparu, on entend les bruits respiratoires normaux, plus de râles, le malade rend encore 2 litres 1/2 d'urine. Le bismuth est supprimé depuis deux jours.

4. T. matin, 37,4; soir, 38. L'état du malade est bon; il commence à manger un peu de pain.

5. T. matin 37,3; soir, 37,2. La quantité d'urine rendue est normale.

6. T. matin, 37,2; soir, 37,4. Rien à signaler.

7. T. matin 37,8; soir, 38,1. Le malade mange avec appétit, il se lève un peu aujourd'hui.

8. T. matin, 37,5; soir, 37,4. Louis D... va régulièrement à la selle, son état est excellent son appétit augmente tous les jours, il se lève plus longtemps.

9. T. matin, 37,6; soir, 38.

Depuis cette époque les forces de Louis D... reviennent tous les jours la fièvre a complètement disparu; on alimente le malade d'une manière plus substantielle, et d'ici peu de jours il sortira de l'hôpital, tout à fait guéri.

Observation VII.

La nommée Pauline L..., âgée de 17 ans, infirmière, entre le 8 mai 1882 à la Charité, dans le service de M. Desnos, salle Saint-Vincent, lit n° 2.

Nous notons dans les antécédents de la malade, qui ne s'est jamais très bien portée, la rougeole et la scarlatine. Depuis le lundi 1er mai, elle se plaint d'un malaise général qui a commencé par quelques frissons; jeudi des douleurs de ventre se manifestèrent sans diarrhée, en même temps la malade éprouva une vive céphalalgie, des vertiges, et la fièvre la força à se coucher dimanche matin. Lundi matin, huit jours après le début de son mal, des vomissements apparaissent et elle se décide à entrer à l'hôpital.

La malade a de la fièvre, la peau est brûlante, Pauline L... est dans un état de prostration assez grand ; elle se plaint de céphalalgie, de bourdonnements dans les oreilles, de douleurs de ventre ; nous ne trouvons pas de taches rosées lenticulaires ; la pression dans la fosse iliaque droite n'est pas douloureuse, pas de gargouillement, la diarrhée est survenue mardi matin, 7 selles dans les vingt-quatre heures, la malade tousse un peu, quelques crachats de bronchite, transpiration abondante. Le sommeil n'a pas entièrement disparu.

Pas d'albumine dans l'urine.

Le jour de l'entrée le 8 mai, la température du soir et de 41.

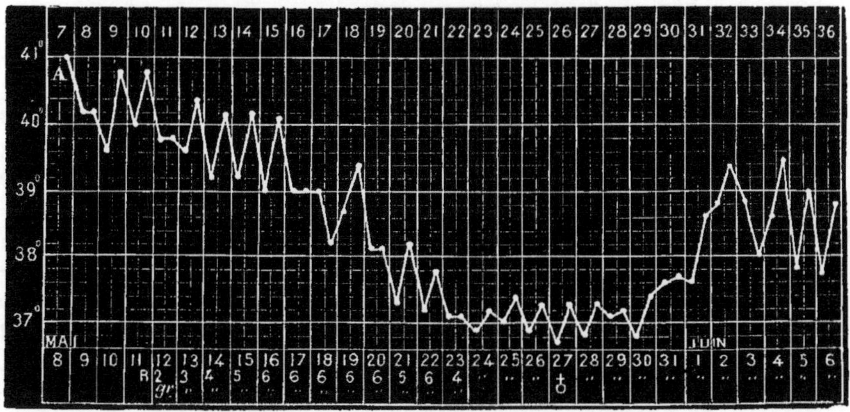

R : Résorcine. — 27 mai, commence à manger.

9. On prescrit 10 gouttes d'alcoolature d'aconit en attendant que le diagnostic de fièvre typhoïde soit indiscutable pour commencer le traitement par la résorcine. T. matin, 40,2; soir, 40,2.

10. Même état, pas d'albumine dans l'urine. T. axillaire, matin, 39,6; soir, 40,8; la malade prend des bouillons, des potages, du bordeaux.

11. La prostration augmente, Pauline L... se plaint un peu de la gorge et de tousser, pas de bruits morbides. Indican dans les urines, pas d'albumine, la malade ressent de la douleur à la pression dans la fosse iliaque droite; nous trouvons deux taches dans le dos. T. matin, 40; soir, 40,8.

12. Même état. La langue est saburrale, recouverte d'un enduit épais très rouge sur les bords, la diarrhée continue, 6 à 7 selles depuis la veille; hier encore un ou ux vomissements bilieux; nous trouvons beaucoup de sudamina et une ou deux taches, sur le ventre. T. matin, 39,8; soir, 39,8; on donne 2 grammes de résorcine.

13. T. matin 39,6; soir, 40,4. L'état est stationnaire, 6 selles dans les vingt-quatre heures; la céphalalgie tend à diminuer; quelques vomissements bilieux, toujours un peu de toux, pas de bruits morbides; plusieurs taches rosées lenticulaires; la malade est très prostrée. Pas d'albumine dans l'urine. Résorcine 3 grammes.

14. T. matin, 39,2; soir, 40,2. La diarrhée continue; les vomissements ont encore recommencé aujourd'hui; la langue est toujours rouge, mais un peu moins sèche; les taches rosées lenticulaires augmentent; la malade dort un peu pendant la nuit. Résorcine 4 grammes.

15. T. matin, 39,2; soir, 40,2. Pauline L... est dans le même état, cependant la diarrhée a diminué, la prostration est toujours assez grande. Résorcine, 5 grammes.

16. T. matin, 39; soir, 40,1. Nous sommes dans le période des grandes oscillations; l'état général est toujours le même. Résorcine 6 grammes.

17. T. matin, 39 ; soir, 39. La diarrhée ne diminue pas sous l'influence de la résorcine comme nous l'avions constaté dans nos premières observations. Etat stationnaire. Résorcine 6 grammes.

18. T. matin, 39 ; soir, 38,2. La malade est moins affaissée; la tendance de la maladie à prendre la forme adynamique a disparu ; la langue qui il y a quelques jours commençait à noircir se nettoie ; cependant la diarrhée persiste. Pas d'albumine dans l'urine. Résorcine 6 grammes.

19. T. matin, 38,8 ; soir, 39,4. Malgré la température qui remonte un peu l'état s'améliore, la diarrhée a diminué, la malade n'a pas été à la

garde-robe cette nuit, elle est plus éveillée et commence à sourire. Résorcine 6 grammes.

20. T. matin, 38,1 ; soir, 38,1. La diarrhée a disparu, la langue est meilleure, la malade se sent mieux à l'aise. Résorcine 6 grammes.

21. T. matin. 37,3 ; soir, 38,2. Pauline L... va bien : une selle depuis trente-six heures, la toux a cessé, la fièvre est tombée, cependant elle a eu ce soir 38,2, elle n'avait pas pris de résorcine dans la journée.

22. T. matin, 37,2 ; soir, 37,8. Nous avons ordonné de la résorcine à la dose de 6 grammes, la fièvre a disparu ; il est vrai que nous sommes au vingt-unième jour de la maladie, mais depuis deux jours la température était abaissée.

23. T. matin, 37,1 ; soir, 37,1. L'amélioration persiste, une selle dans la journée. Résorcine 4 grammes.

24. T. matin, 36,9 ; soir, 37,2. L'état est excellent, on supprime la résorcine. Pendant l'administration du médicament nous n'avons jamais noté d'accidents produits par la résorcine; il y a eu quelquefois un peu de transpiration passagère et quelques bourdonnements qui duraient fort peu de temps.

25. T. matin, 37 ; soir, 37,4. Pauline L... n'a pas été à la garde-robe.

26. T. matin, 36,9 ; soir, 37,3. L'état général est excellent, pas de selles aujourd'hui ; on prescrit un verre d'eau de Sedlitz.

27. T. matin, 36,7 ; soir, 37,3. L'amélioration se maintient, la malade commence à manger un œuf.

28. T. matin, 36,8 ; soir, 37,3. On ajoute une côtelette.

29. T. matin, 37,1 ; soir, 37,2.

30. T. matin, 36,8 ; soir, 37,4. La malade a toujours bon appétit, elle a eu aujourd'hui une selle en diarrhée et a ressenti quelques coliques.

31. T. matin, 37,6 ; soir, 37,7.

1er juin. T. matin, 37,6 ; soir, 38,6. Une selle en diarrhée, quelques coliques, un peu de céphalalgie ce matin ; nous avons appris plus tard qu'il y avait eu une erreur dans l'alimentation.

2. T. matin, 38,8 ; soir, 39,4. La diarrhée est revenue avec quelques douleurs de ventre, la céphalalgie persiste ; la langue est assez bonne, la malade dit qu'elle n'a mangé qu'un œuf ; ce n'était pas vrai.

3. T. matin, 38,9 ; soir, 38. L'état est stationnaire ; le soir, lorsque nous avons pris la température, la malade était baignée de sueurs. Nous prescrivons X gouttes d'alcoolature d'aconit.

4. Temp. matin, 38,6 ; soir, 39,5. Rien de nouveau à signaler, la rechute est complète. Pas d'albumine dans l'urine.

5. T. matin, 37,8 ; soir, 39. L'état général de la malade est satisfaisant, la langue est bonne ; Pauline L... est éveillée et gaie ; la diarrhée diminue.

6. T. matin, 37,7 ; soir, 38,8. La malade se plaint d'une névralgie intercostale assez vive ; sinapisme et baume tranquille.

7. T. matin, 37,4 ; soir, 37,6. La température du soir est toujours élevée ; nous prescrivons 4 gr. de résorcine pour essayer d'en avoir raison.

8. T. matin, 37,4 ; soir, 38. L'état général est excellent ; Pauline L... se plaint un peu de l'estomac. Résorcine 4 grammes.

9. T. matin, 37,2 ; soir, 37,2. La diarrhée a disparu ; la malade va à la garde-robe avec un lavement tous les jours ; l'état est très bon.

10. T. matin, 37,2 ; soir, 37,6. La douleur d'estomac persiste. On ajoute 30 grammes de sirop thébaïque à 3 grammes de résorcine.

11. T. matin, 37 ; soir, 37,8. La douleur a disparu. La malade commence à manger ; on supprime la résorcine.

12. T. matin, 37 ; soir, 37,7. L'amélioration persiste ; la rechute est terminée.

13. T. matin, 37,1 ; soir, 37,3.

14. T. matin, 36,7 ; soir, 37,5. La malade va régulièrement à la selle avec un lavement ; à partir de cette époque Pauline va de mieux en mieux et nous la quittons en pleine convalescence.

Dans cette observation la résorcine nous a rendu, nous le pensons, de réels services ; cette fièvre typhoïde, qui au début paraissait devoir être assez sévère, s'est amendée rapidement sous l'influence du médicament et dès le dix-septième jour la température était tombée à 38.

OBSERVATION VIII.

La nommée Rosalie N..., âgée de 35 ans, domestique, entre le 25 mai 1882 dans le service de M. Desnos à l'hôpital de la Charité, salle Saint-Vincent, lit n° 1.

25 mai. La température du soir est de 40,2.

26. T. matin, 39,5 ; soir, 40,3.

27. Nous examinons la malade que nous avons traitée hier par l'expectation avec X gouttes d'alcoolature d'aconit. La malade est constipée depuis huit jours, mais ce n'est que depuis mardi dernier, il y a trois jours, qu'elle a ressenti un frisson et qu'elle se plaint d'un violent mal de tête ; elle a quelques coliques et ne dort pas du tout pendant la nuit ;

depuis le 25 mai elle a de la diarrhée ; sur le ventre apparaissent quelques taches rosées lenticulaires ; elle se plaint de respirer difficilement; à l'auscultation on entend quelques râles sous-crépitants à droite et en arrière ; les règles sont en avance de quelques jours. Pas d'albumine dans l'urine. T. matin, 40,1 ; soir, 40,8. Alcoolature d'aconit X gouttes.

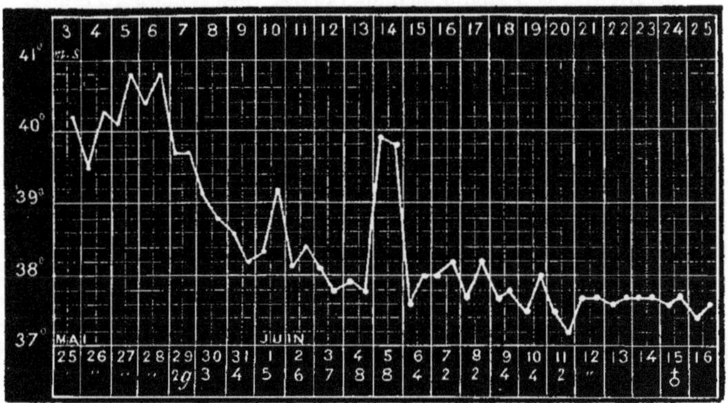

R. Résorcine. — Commence à manger.

28. T. matin, 40,4 ; soir, 40,8. La malade est très abattue ; elle se plaint de ne pas dormir pendant la nuit ; la diarrhée est abondante, sept à huit selles en vingt-quatre heures ; la langue est saburrale et très rouge sur les bords, sèche et épaisse. Rosalie se plaint de bourdonnements et de céphalalgie, elle a de l'agitation la nuit. Alcoolature d'aconit dix gouttes. Bouillons, potage, bordeaux.

29. T. matin, 39,7 ; soir, 39,7. La malade est dans le même état; la diarrhée a diminué d'une façon notable, la langue est toujours rouge et sèche. On commence le traitement par la résorcine à la dose de 2 gr.

30. T. matin, 39,1 ; soir, 38,8. La malade se plaint de tousser ; à l'auscultation nous entendons peu de râles dans la poitrine ; l'état général n'est pas mauvais, bien que Rosalie N... soit très affaissée ; elle ressent quelques coliques, de nouvelles taches rosées lenticulaires se montrent sur l'abdomen et le haut des cuisses, la transpiration a été très abondante après l'ingestion de la potion à la résorcine ; la température du soir est moins élevée que celle du matin. Résorcine 3 grammes.

31. T. matin, 38,6 ; soir, 38,2. La malade se plaint toujours de céphalalgie et de bourdonnements qui augmentent après l'absorption du

médicament, pas de maux d'estomac, la toux diminue, la malade a été une fois à la selle abondamment et en diarrhée. On trouve de l'indican dans les urines et pas d'albumine. Résorcine 4 grammes.

1er juin. T. matin, 38,3 ; soir, 39,2. Rosalie N... se sent très fatiguée aujourd'hui, elle n'a pas été à la selle et accuse quelques coliques, elle a éprouvé quelques bourdonnements après la potion, mais pas de transpiration. Pas d'albumine dans l'urine. Résorcine 5 grammes.

2. T. matin, 38,1 ; soir, 38,4. La malade est plus abattue que les autres jours, elle se plaint de grande lassitude. Hier soir la température de 39,2 peut s'expliquer par la fatigue que lui ont fait éprouver des parents qui lui ont rendu visite ; il est à remarquer d'ailleurs que très souvent le jeudi et dimanche les températures du soir augmentent chez beaucoup de malades. Résorcine 6 grammes.

3. T. matin, 38,1 ; soir, 37,8. La malade, après avoir pris une partie de sa portion qui était plus forte que d'habitude, puisqu'il y avait six grammes, a senti sa tête toute bouleversée, elle a eu de l'agitation, des bourdonnements et une transpiration abondante est survenue ; la malade a eu un peu de diarrhée, cinq selles depuis la veille, la céphalalgie est moins vive. Résorcine 7 grammes.

4. T. matin, 37,9 ; soir, 37,8. L'état général se maintient le même. Résorcine 8 grammes.

5. T. matin, 39,9 ; soir, 39,8. Rosalie se plaint depuis hier soir d'un point de côté violent à droite qui l'empêche surtout de respirer ; en même temps le visage est rouge, du côté gauche ; elle ne tousse pas et ne crache pas davantage, l'aspect général de la malade, l'ascension brusque de la température nous fait craindre une pneumonie ; nous l'auscultons attentivement et nous ne trouvons rien dans la poitrine. On prescrit un petit vésicatoire sur le point douloureux, la diarrhée persiste, cinq à six selles dans les vingt-quatre heures. Résorcine 8 grammes.

6. T. mat., 37,6 ; soir, 38. L'état de la malade est meilleur, le point névralgique a disparu, la langue est bonne, mais la diarrhée persiste avec la même intensité. Pas d'albumine dans l'urine. Résorcine 4 gr.

7. T. matin, 38 ; soir, 38,2. La dose de résorcine est diminuée, la température est un peu plus élevée qu'hier, l'état général est bon ; la diarrhée diminue, la langue est moins rouge, plus humide. Résorcine 2 grammes.

8. T. matin, 37,7 ; soir, 38,2. La diarrhée a cessé depuis hier, l'état général est satisfaisant ; le malade a toujours quelques coliques. Résorcine 2 grammes.

Péradon.

9. T. matin, 37,7 ; soir, 37,8. Rosalie n'a pas été à la garde-robe depuis deux jours, la céphalalgie a disparu, l'état est excellent ; quelques douleurs au creux épigastrique, la langue est bonne. Résorcine 4 grammes.

10. T. matin, 37,5 ; soir, 38. La malade se trouve bien ; elle se plaint d'un peu de mal à l'estomac, on ajoute à sa potion 20 grammes de sirop thébaïque et on prescrit un verre d'eau de Sedlitz pour combattre la constipation qui dure depuis plus de trois jours. Résorcine 4 grammes.

11. T. matin, 37,5 ; soir, 37,2. Le purgatif n'a pas produit d'effet, la douleur à l'estomac a diminué. L'état général de la malade est satisfaisant. Résorcine 2 grammes.

12. T. matin, 37,7 ; soir, 37,7. La céphalalgie dont la malade se plaignait toujours un peu a disparu complétement, l'amélioration persiste, une garde-robe dans les vingt-quatre heures. On supprime la résorcine.

13. T. matin, 37,6 ; soir, 37,7. La malade se plaint de quelques coliques, pas de diarrhée, une selle ordinaire depuis la veille.

14. T. matin, 37,7 : soir, 37,7. Rien à signaler; même état.

15. T. matin, 37,6 ; soir, 37,7. La malade n'a pas été à la selle depuis hier ; elle a rendu ce matin quelques glaires et quelques peaux blanches, un peu de rectite glaireuse ; elle commence à avoir faim, on lui permet de manger un œuf.

16. T. matin, 37,4 ; soir, 37,6. La malade n'a pas été à la selle, on lui prescrit un lavement, l'état général est excellent: nous quittons la malade à ce moment de la convalescence.

17. T. matin, 37,5 ; soir, 37,6.

Cette observation est un succès pour le traitement par la résorcine, nous avions affaire à une forme commune de la maladie et du jour où nous avons administré la résorcine la température a baissé sensiblement. Le douzième jour la fièvre avait disparu.

OBSERVATION IX.

Le nommé Jean T..., âgé de 18 ans, maçon, entre à la Charité dans le service de M. Desnos, salle Saint-Félix, n° 25, le 25 mai 1882.

25 mai. T. soir, 40,2,

26. T. matin, 40,5 ; soir, 40,4. Il y a huit jours que Jean T... est malade ; il se portait très bien auparavant ; il n'avait jamais été malade depuis 13 mois qu'il est à Paris. La maladie a commencé par un fort

mal de tête et par de la diarrhée ; le malade a des sifflements, des bourdonnements d'oreille, la bouche pâteuse, amère, la langue rouge, épaisse
et tremblante ; le ballonnement de l'estomac empêche de mesurer la

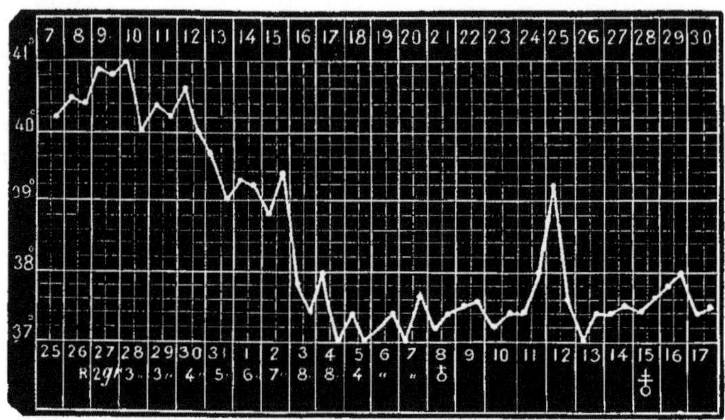

Fig. 5.

R.—Résorcine. — 8 juin, commence à manger.—15 juin, recommence à manger.

rate; pas d'épistaxis; quelques taches rosées lenticulaires sur le dos et
le ventre. Le nitrate de bismuth et poudre de charbon ââ 2 grammes.

27. T. matin, 40,9 ; soir, 40.8. La diarrhée continue à être abondante,
dix selles dans les 24 heures ; le ventre est douloureux, un peu ballonné ;
le malade est assez abattu ; il ne dort pas la nuit et se plaint de cauchemars. Pas d'albumine dans l'urine.

On supprime le bismuth et on lui donne 2 grammes de résorcine.

28. T. matin, 41 ; soir, 40. Encore dix selles depuis hier; Jean T... a
eu quelque bourdonnements après sa potion ; il a transpiré notablement ; la température du soir est moins élevée de 1° que celle du matin ;
le ventre est moins dur, la céphalalgie diminue. Résorcine 3 grammes.

29. T. matin, 40,4 ; soir 40,2. Le malade se sent mieux, il est moins
abattu ; la langue est assez bonne, mais la diarrhée persiste, pas de
coliques; rien à noter après l'administration de la résorcine qu'un peu
de transpiration. Taches nombreuses sur le corps, les bras et les cuisses.
Résorcine 3 grammes.

30. T. matin, 40,6 ; soir, 40. Le malade se sent très fatigué ; la diarrhée diminue beaucoup et le ventre n'est plus douloureux ; il est souple.
Résorcine 4 grammes.

31. T. matin, 39,6 ; soir, 39. L'état du malade s'améliore, il est moins

fatigué ; la langue est moins rouge, plus humide ; les taches rosées lenticulaires sont très nombreuses. Résorcine 5 grammes.

1er juin. T. matin, 39,3 ; soir, 39,2. L'amélioration continue ; plus de diarrhée, la transpiration et les bourdonnements se montrent après chaque ingestion du médicament ; pas de mal à l'estomac ; la température baisse et celle du soir est moins élevée que celle du matin. Résorcine 6 grammes.

2. T. matin, 38,8 ; soir, 39,4. Il y a toujours un peu de céphalalgie ; le malade tousse un peu, quelques râles ronflants et sibilants dans la poitrine à droite et à gauche ; peut-être est-ce à un peu de bronchite qu'est due l'ascension du 2 au soir. Pas d'albumine dans l'urine. Résorcine 7 grammes.

3. T. matin, 37,8 ; soir 37,4. Les bourdonnements et la transpiration augmentent avec les doses de résorcine et la température continue à baisser ; l'état du malade est très bon ; il ne se plaint de rien ; dans la soirée un voisin lui a donné quelques bouchées de pain qu'il a mangé ; immédiatement après il a eu le visage excessivement congestionné et a éprouvé un grand malaise. Résorcine 8 grammes.

4. T. matin, 38 ; soir, 37. Malgré l'imprudece d'hier au soir la température ne remonte pas ; le malade a été 3 fois à la garde-robe depuis 24 heures. Résorcine 8 grammes.

5. T. matin, 37,4 ; soir, 37. La langue n'est pas mauvaise, toujours un peu tremblante ; les nuits sont meilleures ; l'état général est bon ; deux selles en diarrhée. Résorcine 4 grammes.

6. T. matin, 37,2 ; soir, 37,4. Les taches rosées disparaissent ; l'amélioration se maintient ; on supprime la résorcine.

7. T. matin, 37 ; soir, 37,7. Jean T..., va très bien ; il n'a pas été à la selle depuis hier matin ; plus de céphalalgie ; les bourdonnements et la transpiration ont disparu avec la suppression de la résorcine. Le pouls est très petit et présente des intermittences remarquables qui sont, en moyenne, de sept à huit par minute ; elles sont irrégulières, tantôt se succédant, tantôt laissant entre elles 4, 10 et 20 pulsations ; le pouls bat à 68 par minute ; c'est un phénomène qui se produit souvent dans la convalescence de maladies aiguës graves ; il n'y a rien au cœur qu'un léger bruit de souffle anémique.

8. T. matin, 37,2 ; soir, 37,4. L'état général est excellent ; pas de garde-robe hier ; on prescrit un lavement. Jean T... commence aujourd'hui à manger.

9. T. matin, 37,5 ; soir, 37,6. Le lavement n'a pas produit d'effet ;

l'appétit est vif, l'état général aussi satisfaisant que possible ; la température ne remonte pas; encore quelques intermittences dans les pulsations. Pas d'albumine dans l'urine.

10. T. matin, 37,2; soir, 37,4. Rien à signaler.

11. T. matin, 37,4; soir, 38. Pas de garde-robe depuis 2 jours. On prescrit un lavement.

12. T. matin, 39,2; soir, 37,6. La température est remontée brusquement à cause d'une imprudence qu'a faite le malade; c'était hier la visite et il a mangé 2 biscuits; il ne se sent pas plus mal; il n'a pas été à la selle, on lui prescrit 1 verre d'eau de Sedlitz. Diète avec du bouillon et du potage.

13. T. matin, 37; soir, 37,4. La température est descendue aussi vite qu'elle était remontée ; l'état du malade n'est pas mauvais ; c'était une fausse alerte.

14. T. matin, 37,4; soir, 37,5. Même état.

15. T. matin, 37,4 ; soir, 37,6. Le malade a un peu de constipation; on lui donne un lavement. Il commmence de nouveau à manger un œuf.

16. T. matin, 37,8 ; soir, 38. Rien à signaler.

17. T. matin, 37,4 ; soir, 37,5. L'amélioration persiste et nous laissons le malade hors de danger en pleine convalescence,

Nous n'avons ici qu'à nous louer de la résorcine qui nous a donné un bon résultat ; le 16e jour de la maladie la température descendait au-dessous de 37° pour ne pas remonter, sauf ce seul jour par la faute du malade; le 21e jour il commençait à manger.

Nous n'avons noté aucun accident dû à la résorcine..

OBSERVATION X.

Le nommé Louis P..., âgé de 25 ans, domestique, entre le 1er juin à la Charité, salle Saint Félix, lit n° 16, dans le service de M. Desnos.

Le 1er juin, T. soir, 39,4.

2. T. matin, 39,6; soir, 40,5. Depuis huit jours le malade se plaint de fièvre et de céphalalgie; il a été pris subitement d'un mal de tête léger vers dix heures du matin ; il n'a fait qu'augmenter, puis le malade a éprouvé des vertiges; il n'a pas eu d'épistaxis; la langue est blanchâtre, rouge sur les bords ; Louis P... n'a pas d'appétit, il a la bouche pâteuse et amère, de la diarrhée depuis ce matin et faisant suite à une constipation opiniâtre; gargouillement dans la fosse iliaque droite; pas de taches

·rosées lenticulaires. Les antécédents du malade sont satisfaisants ; il n'a jamais fait de maladies graves ; il est à Paris depuis un mois et demi seulement. Les nuits sont sans sommeil, la rate est légèrement hypertrophiée.

Le malade a été purgé avant-hier. Pas d'albumine dans l'urine. Prescription : bouillons, potages, bordeaux et 2 grammes ᵈe résorcine.

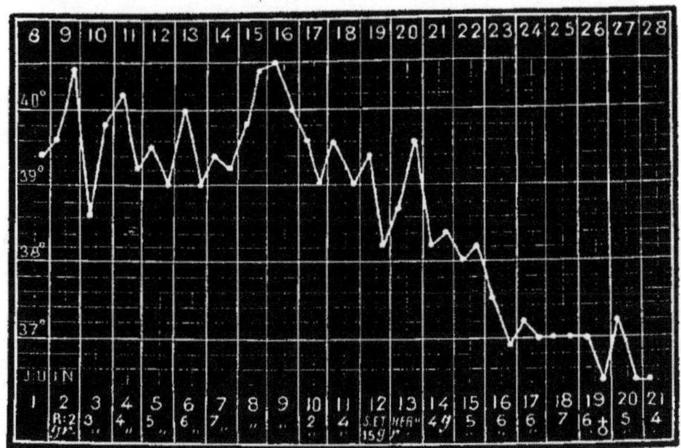

Figure 6.

R. Résorcine. — 19 juin, commence à manger.

3. T. matin, 38,6 ; soir, 39,8. Le malade est un peu abattu et paraît très frappé de sa maladie ; cinq selles depuis la veille ; la potion a été prise en quatre fois, ce qui faisait 0,50 centigrammes chaque fois ; après l'ingestion Louis P... éprouvait quelques bourdonnements et une transpiration abondante de quelques minutes ; il trouve que la potion le rafraîchissait ; la langue est saburrale, légèrement humide. Résorcine 3 grammes.

4. T. matin, 40,2 ; soir, 39,2. La diarrhée diminue ; deux selles en 24 heures ; la langue est rouge, tremblante, épaisse ; le malade dort peu pendant la nuit ; quelques taches à la base de la poitrine, la température est moins élevée le soir que le matin ; la résorcine l'abaisse le soir. Résorcine 4 grammes.

5. T. matin, 39,5 ; soir, 39. Louis P... a été deux fois à la garde-robe ; la résorcine provoque toujours une grande transpiration ; la céphalalgie a disparu, la langue est meilleure, elle se nettoie ; le malade ne tousse pas ; il dort toujours très peu. Résorcine 5 grammes.

6. T. matin, 40 ; soir, 39. La diarrhée est revenue avec la fièvre plus

forte, 40° le matin ; huit selles en 24 heures ; la langue cependant est meilleure ; le malade a dormi assez bien cette nuit ; un peu de ballonnement du ventre sur lequel on voit plusieurs nouvelles taches rosées. Résorcine 6 grammes.

7. T. matin, 39,4 ; soir, 39,2. Louis P... paraît un peu abattu et se sent très fatigué ; la langue n'est pas mauvaise, la diarrhée persiste, cinq selles dans les 24 heures ; il raconte que le soir il éprouve une sensation de chaleur très grande vers les neuf heures. Résorcine 7 grammes.

8. T. matin, 39,8 ; soir, 40,5. Le malade a passé une bonne journée hier ; il a peu de diarrhée, il a rendu un ver qui est un ascaride lombricoïde ; la transpiration a été encore très abondante hier. Par un malentendu le malade n'a pas de résorcine.

9. T. 40,6 ; soir, 40. La diarrhée n'est pas revenue ; la langue est un peu sèche et rouge ; pas de céphalalgie ; l'état général est stationnaire ; le malade est très contrarié de ne pas avoir eu sa potion. Pas d'albumine dans l'urine.

10. T. matin, 39,6 ; soir, 39. Louis P... a rendu encore un ascaride ; 3 selles un peu en diarrhée, la langue est rouge ; le malade est affaissé, on lui donne 2 grammes de résorcine.

11. T. matin, 39,6 ; soir, 39. Le malade a transpiré hier soir et était dans cet état lorsque nous avons pris sa température, ce qui pourrai expliquer la diminution que nous avons constatée snr celle du matin. Même état, 3 selles depuis la veille, le malade est fatigué. Résorcine 4 grammes.

12. T. matin, 39,4 ; soir, 38,2. L'état reste stationnaire, mais le malade est très frappé ; il dit qu'il va mourir ; hier soir il a été pris d'une douleur extrêmement vive dans les deux côtés et qui l'empêchait de respirer ; sinapisme ; injection sous-cutanée de morphine ; le calme se rétablit ; pas de bruits morbides dans la poitrine : une selle dans les 24 heures ; le malade est très agité, prétend qu'il va très mal ; on lui donne un julep avec 15 grammes de sirop d'éther.

13. T. matin, 38,7 ; soir, 39,6. Il y a de l'amélioration. Louis P... est plus calme ; il n'a plus ressenti d'étouffement ; plus de diarrhée ; a eu hier une légère épistaxis ; la langue est meilleure, plus humide.

14. T. matin, 38,2 ; soir, 38,4. L'état général est satisfaisant, plus de diarrhée, la température est encore assez élevée ; on donne de nouveau de la résorcine 4 grammes.

15. T. matin, 38 ; soir, 38,2. Louis P... a transpiré abondamment

hier soir, pas de bourdonnements ; l'état général s'améliore, le malade
est content qu'on lui ait rendu sa résorcine, il se sent bien à l'aise après
l'avoir prise. Résorcine 5 grammes.

16. T. matin, 37,5 ; soir, 36,9. La résorcine agit activement sur
notre malade en provoquant une transpiration très abondante ; on doit
lui changer plusieurs fois par jour la chemise qui est mouillée. La température baisse ; la langue est meilleure ; l'état général est bon et l'appétit commence à se faire sentir. Pas d'albumine dans l'urine.

17. T. matin, 37,2 ; soir, 37. Louis P... a mouillé hier cinq chemises.
L'état est excellent ; une selle depuis hier ; la faim se fait sentir. Résorcine 6 grammes.

18. T. matin, 37 ; soir, 37. L'état général est très bon, la diarrhée a
complètement disparn, la langue est honne. Résorcine 7 grammes.

19. T. matin, 37 ; soir, 36,4. Le malade demande à manger avec insistance ; l'amélioration se maintient ; une selle en 24 heures. On commence à alimenter le malade. Résorcine 6 grammes.

20. T. matin, 37,2 ; soir, 36,4. Même état ; la température ne remonte
pas ; la diarrhée n'est pas revenue. Résorcine, 4 grammes.

21. T. matin, 36,4. L'état de Louis P... se maintient excellent ; l'appétit augmente ; il est en convaleseence. Nous lui donnons encore
4 grammes de résorcine.

Aucune rechute n'est à craindre si le malade ne fait pas d'imprudence dans son alimentation.

Dans cette observation la résorcine n'a pas été sans effet et il est probable que si nous n'avions pas suspendu à deux reprises le traitement
par la résorcine, la défervescenee aurait eu lieu quelques jours plus
tôt.

OBSERVATION XI.

Le nommé François S..., âgé de 35 ans, charbonnier, entré le 25 mai
à la Charité, service de M. Desnos, salle St-Félix, n° 21.

François S... est malade depuis 21 jours ; il raconte que sa maladie
a commencé par de la céphalalgie, un saignement de nez ; il avait
quelques coliques, mais n'a jamais eu de diarrhée ; il s'est couché ; il avait
la bouche sèche et la fièvre toute la journée ; c'est tout ce qu'il nous raconte ; n'a pas suivi de traitement. Il entre à l'hôpital parce que cela
dure trop longtemps ; il a de la fièvre ; pas de diarrhée ; il se plaint

de céphalalgie. Nous attendons pendant quelques jours pour voir ce que cela va devenir.

25. T. soir, 40,2. Un peu d'albumine dans l'urine, indican; 10 gouttes d'alcoolature d'aconit, bouillons, potages, bordeaux.

26. T. matin, 39,2; soir, 39,4. La céphalalgie persiste. Pas de diarrhée.

27. T. matin, 39; soir, 40. Le malade a eu dans la journée d'hier une épistaxis assez abondante; toujours de la céphalalgie et pas de diarrhée.

28. T. matin, 39,1; soir, 39,8. Nous trouvons sur le ventre des taches rosées lenticulaires; nous diagnostiquons une rechute probable de fièvre typhoïde, car il est peu probable que les prodromes aient duré si longtemps et avec autant d'intensité.

29. T. matin, 39,5; soir, 39,6. Depuis son entrée, le malade n'a pas été à la selle, on lui prescrit 1 verre d'eau de Sedlitz; la céphalalgie diminue; la langue est rouge et sèche; l'albumine a disparu de l'urine. On supprime l'aconit. Résorcine 2 grammes.

30. T. matin, 38,5; soir, 38. Le purgatif n'a produit qu'une garderobe; quelques coliques, beaucoup de vents; le malade a transpiré abondamment hier soir et cette nuit, la langue est rouge, légèrement humide. Résorcine 3 grammes.

31. T. matin, 37; soir, 38. Le malade se sent assez bien malgré un

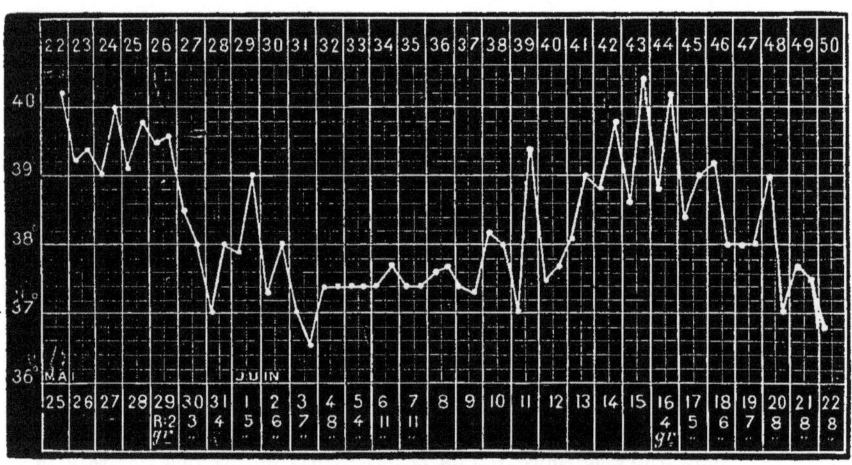

R. : résorcine. — Le 8 juin, commence à manger.

peu de prostrution ; la céphalalgie est passagère et vient le soir principalement ; la température descend avec une rapidité qui fait rechercher
une hémorrhagie intestinale, une apoplexie pulmonaire, une épistaxis
très abondante. Nous ne trouvons rien qu'un peu de congestion dans le
poumon droit, à la partie moyenne et inférieure ; râles sous-crépitants
fins ; la transpiration a été abondante pendant la nuit d'hier ; dort
peu ; les urines sont très pâles ; pas de sucre, pas d'albumine ; le
malade prend 4 grammes de résorcine. Badigeonnage à la teinture
d'iode.

1er juin. T. matin, 37,9 ; soir, 39. L'état général n'est pas mauvais ;
le malade est plus éveillé, moins abattu ; une selle molle ; encore quelques râles sous-crépitants ; ils diminuent, la transpiration a été moins
forte. Résorcine 5 grammes. On continue les badigeonnages.

2. T. matin, 37,3 ; soir, 38. Une selle en diarrhée ; langue bonne, humide ; la température tend à redescendre ; la transpiration a été peu
abondante hier. Résorcine 6 grammes.

3. T. matin, 37 ; soir, 36,5. L'état général est bon ; le malade urine
beaucoup ; 2 litres trois quarts d'une urine incolore malgré la grande
quantité de résorcine absorbée, la transpiration est moins abondante
et l'urine l'est davantage ; pas de diarrhée, un peu de céphalalgie vers
le soir ; les râles ont bien diminué. Résorcine 7 grammes.

4. T. matin, 37,4 ; soir, 37,4. Peu de transpiration, pas de bourdonnements ; la céphalalgie persiste encore ; le malade va régulièrement à
la selle ; l'urine est d'une couleur très foncée, presque noire et assez
abondante. Résorcine 8 grammes.

5. T. matin, 57,4 ; soir, 37,4. Etat général excellent, les urines ont
encore changé de couleur ; elles sont jaunes, un peu foncées ; pas de
diarrhée. Résorcine 4 grammes.

6. T. matin, 37,4 ; soir, 37,7. Le malade a eu une garde-robe avec un
lavement. On supprime la résorcine.

7. T. matin, 37,4 ; soir, 37,4. Le malade dort bien ; son état s'améliore de jour en jour ; un peu de constipation ; le pouls est très lent,
sans intermittences ; en compte 49 pulsations par minute. Pas d'albumine dans l'urine.

8. T. matin, 37,6 ; soir, 37,7. L'amélioration persiste, une selle avec
un lavement ; urine deux litres ; on permet au malade de manger un
œuf ; le pouls est à 52.

9. T. matin, 37,4 ; soir, 37 3. Le malade a été 2 fois à la garde-robe
avec un lavement.

10. T. matin, 38,2 ; soir, 38. Quelques coliques, pas de garde-robe depuis hier matin. On prescrit un verre d'eau de Sedlitz.

11. T. matin, 37 ; soir, 39,4. L'état général est bon ; cependant le malade a été 3 fois à la garde-robe ; il est remis à la diète.

12. T. matin, 37,5 ; soir, 37,7. Le malade a eu hier de la céphalalgie, quelques coliques ; ce matin il va bien ; il n'a pas été à la selle depuis 36 heures. Lavement simple.

13. T. matin, 38,2 ; soir, 39. La tempéiature remonte ; le malade urine cependant beaucoup, 3 litres et demi dans les 24 heures ; l'état général est bon. Le malade ne va pas à la selle ; on lui prescrit de l'eau de Sedlitz.

14. T. matin, 38,8 ; soir, 39,8. Nous avons affaire à une rechute ; la constipation persiste ; on donne encore de l'eau de Sedlitz.

15. T. matin, 38,6 ; soir, 40,4. Le malade a eu 4 selles abondantes ; l'état général n'est pas mauvais ; a eu hier une épistaxis assez abondante ; pas de taches rosées ; a bien dormi cette nuit ; pas d'albumine dans l'urine.

16. T. matin, 38,8 ; soir, 40,2. Ce matin le malade est moins fatigué ; il se plaint encore un peu de mal de tête vers le soir ; une selle en diarrhée ; malgré l'état fébrile l'urine continue à être abondante, 3 litres 700 grammes, la langue est bonne ; le sommeil est calme. On recommence le traitement par la résorcine à la dose de 4 grammes.

17. T. matin, 38,4 ; soir, 39. Etat stationnaire ; une selle en diarrhée ; urine abondante, brune, contenant beaucoup de mucus et de sels calcaires, 2 litres 100 grammes. Résorcine 5 grammes.

18. T. matin, 39,2 ; soir, 38. Le malade se plaint toujours de céphalalgie ; celle-ci ne dure pas constamment ; une selle molle depuis hier, l'urine est toujours très abondante ; pas d'albumine, ni de sucre, la quantité est de 2 litres et demi. Résorcine 6 grammes.

19. T. matin, 38 ; soir, 38. Le malade n'a pas été à la selle depuis 2 jours ; hier il a transpiré abondamment et a éprouvé des bourdonnements pendant qu'il buvait sa potion ; épistaxis légère ; l'état général n'est pas mauvais ; l'urine continue à être abondante et elle est claire aujourd'hui, 2 litres 750 grammes. Résorcine 7 grammes.

20. T. matin, 39 ; soir, 37. Le malade se trouve mieux ; épistaxis légère, les urines sont brunes, 2 litres et demi ; la constipation persiste ; 2 verres d'eau de Sedlitz. Résorcine 8 grammes.

21. T. matin, 37,5 ; soir, 37,7. Le malade a eu besoin d'un lavement pour faciliter l'effet de l'eau de Sedlitz, il a été trois fois à la garde-robe

la langue est meilleure ; l'état général est bon ; urine 2 litres 100 grammes, brune. Résorcine 8 grammes.

22. T. matin, 36. Le malade est dans un excellent état ; les urines qui ont été rendues dans la nuit sont presque noires, celles d'hier soir et de ce matin sont jaunâtres. Nous ne savons comment expliquer ces phénomènes qui ont été remarquables surtout chez ce malade. On continue l'usage de la résorcine à la dose de 7 grammes en diminuant progressivement. Le 24 la température était normale.

OBSERVATION XII.

La nommée Félicie D..., âgée de 22 ans, domestique, entre le 1ᵉʳ juin dans le service de M. Desnos, salle St-Vincent, lit n° 24, à l'hôpital de la Charité.

La malade est très abattue, somnolente et ne peut donner aucun renseignement sur sa maladie; elle ne sait pas, voilà à peu près le sens de toutes ses réponses ; elle serait malade depuis un an d'une maladie de l'utérus, elle est manifestement chlorotique, bien qu'elle ait l'apparence de la santé; bruits de souffle dans les vaisseaux du cou. Elle est plus malade depuis huit jours, se plaint de céphalalgie, de vertiges, de bourdonnements et de courbature ; pas de diarrhée ; pas d'épistaxis ; Félicie D... est difficile à interroger, elle répond tantôt oui, tantôt non, à tort et à travers. La langue est saburrale, épaisse, tremblante et rouge sur ses bords; pas de bruits morbides dans la poitrine. Pas d'albumine dans l'urine.

1ᵉʳ juin. T. soir, 40.

2. T. matin, 40,1; soir, 39,8.

3. T. matin, 40,1 ; soir, 40,8. Un verre d'eau de Sedlitz.

4. T. matin, 40,8 ; soir, 40,6. La prostration est très gande ; la malade a le visage congestionné et se plaint de céphalalgie ; pas de diarrhée ; Félicie D... se plaint aussi de douleurs dans le bas-ventre. Depuis l'entrée à l'hôpital elle prend un julep avec 10 gouttes d'alcoolature d'aconit (feuilles).

5. T. matin, 40,1 ; soir, 40. La langue est toujours rouge et tremblante, saburrale, les papilles sont saillantes ; la malade accuse moins de mal de tête ; les sifflements d'oreille ont diminué. Elle a pris hier un lavement après lequel est survenu une selle en diarrhée. Taches rosées lenticulaires dans le dos ; à l'auscultation pas de bruits morbides.

6. T. matin, 40,4 ; soir, 39,6. On prend la température dans l'aisselle, la malade a ses règles en avance de huit jours, elle a eu hier une légère épistaxis, elle se plaint du ventre et de l'estomac ; le ventre est ballonné, on y voit de nombreuses taches rosées ; 2 selles en diarrhée depuis hier ; elle avait eu quelques vomissements qui ont cédé très facilement à la potion de Rivière.

7. T. matin, 39,5 ; soir, 39,8. La malade a été trois fois à la selle en vingt-quatre heures ; encore quelques coliques, plus de céphalalgie, la langue est rouge et sèche.

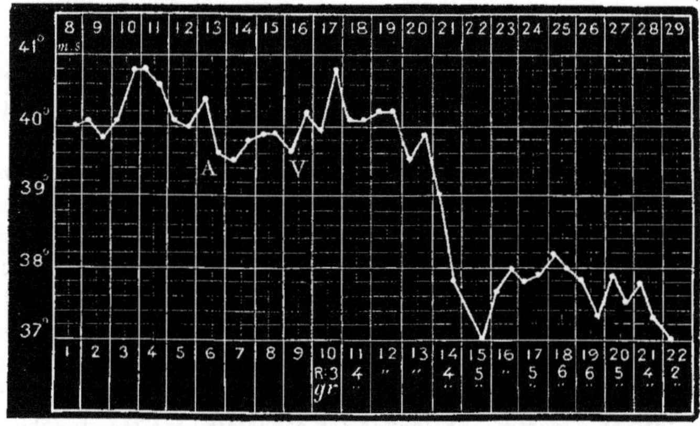

R. Résorcine. — Le 22 juin, commence à manger.

8. T. matin, 39,9 ; soir, 39,9. La diarrhée augmente, sept à huit selles depuis hier matin, et cependant l'état général est meilleur.

9. T. matin, 39,6 ; soir, 40,2. La diarrhée continue à être aussi forte ; plus de céphalalgie ; l'état de la malade change du jour au lendemain ; il y a chez elle un peu de nervosisme, aujourd'hui la prostration est assez grande ; taches nombreuses sur l'abdomen. Le pouls est dicrote.

10. T. matin, 39,9 ; soir, 40,8. On prend une température centrale, les règles ont pris fin. Le visage de la malade est très congestionné, l'accablement assez grand, la diarrhée augmente, onze à douze selles en vingt-quatre heures. On prescrit 3 grammes de résorcine.

11. T. matin, 40,1 ; soir, 40,1. La malade est très fatiguée ; elle est toujours dans le même état, la diarrhée persiste. Résorcine 4 grammes

12. T. matin, 40,2 ; soir, 40,2. Le ventre est ballonné ; la diarrhée est

un peu moins intense; sept selles depuis la veille ; la langue est moins sèche, le malade tousse un peu, pas de bruits morbides. Il n'y a plus de résorcine à la pharmacie.

13. T. matin, 39,5 ; soir, 39,9. L'état général s'améliore, la malade est moins prostrée; toujours un peu de diarrhée. Pas d'albumine dans l'urine.

14. T. matin, 39 ; soir, 37,8. Félicie D... accuse une amélioration notable ; elle est gaie, et ne présente plus du tout de prostration ; elle a encore un peu de diarrhée, elle se plaint anssi de quelques points de névralgie intercostale. On lui donne 4 grammes de résorcine.

15. T. matin, 37,4; soir, 37. L'état général est très bon, la température descend très rapidement ; la malade a eu hier une transpiration abondante et des bourdonnements d'oreille; elle était en même temps d'une grande gaieté ; elle aurait ri, paraît-il, une grande partie de la nuit; elle a peu dormi, la diarrhée reste stationnatre. Résorcine 5 grammes.

16. T. matin, 37,7; soir, 38. La malade n'a pas pris de résorcine aujourd'hui ; l'état général est très bon, deux selles seulement ; la langue est meilleure, humide ; la malade accuse de l'appétit. Pas d'albumine dans l'urine.

17. T. matin, 37,7 ; soir, 37,9. La malade n'a plus de diarrhée. Résorcine 5 grammes.

18. T. matin, 38,2 ; soir, 38. Depuis quelques jours Félicie se plaignait de démangeaisons à la vulve ; les grandes lèvres sont œdématiées, rouges, enflammées, et il s'écoule par l'orifice du vagin du pus en assez grande quantité; on lui fait faire des injections d'eau de guimauve et de pavot. Résorcine 6 grammes,

19. T. matin, 37,8 ; soir, 37,3. L'état général est très bon, la malade ne va pas à la selle; on lui donne un lavement simple. Résorcine 6 grammes.

20. T. matin, 37,9 ; soir, 37,5. La malade a été à la selle avec le lavement, l'inflammation de la vulve est modérée, l'écoulement moins abondant, elle ne se plaint plus de prurit. Récorcine 5 grammes.

21. T. matin, 37,8; soir, 37,3. L'état général est excellent. Félicie D... crie famine et veut abso'ument manger ; on lui donne 4 grammes de résorcine ; nous croyons qu'il serait peu prudent de commencer aujourd'hui l'alimentation.

22. T. matin, 37. L'état de la malade est très bon; la fièvre est tombée; on commence à lui donner à manger ; on lui donne encore aujour-

d'hui de la résorcine 2 grammes. Demain la médication sera supprimée.

24. L'état de Félicie D... continue à être excellent.

OBSERVATION XIII.

Le nommé Antoine R. ., âgé de 20 ans, tonnelier, entre à l'hôpital de
la Charité, dans le service de M. Desnos, salle Saint-Félix, n° 7, le 4
juin 1882.

Ce jeune homme est à Paris depuis huit mois ; il n'y a pas encore été
malade. Il se portait très bien, lorsque, il y a huit jours, il a éprouvé
une céphalalgie intense et à eu un saignement de nez peu abondant et
goutte à goutte. Le malade s'est purgé et depuis cette époque il a de la
diarrhée ; le ventre n'est pas ballonné ; une ou deux taches rosées lenticulaires ; de nombreuses taches ombrées dues à la présence de nombreux pédiculi pubis. La bouche est pâteuse, amère, la langue rouge et
sèche recouverte d'un enduit jaunâtre épais ; le malade est abattu. Pas
d'albumine dans l'urine.

Le 4 juin. T. soir, 40

5. T. matin, 39,4 ; soir, 40. Le malade est dans l'état que nous venons
d'indiquer. Julep avec 10 gouttes d'alcoolature de feuilles d'aconit.

6. T. matin, 40,2 ; soir, 39,4. Antoine a toujours la diarrhée, 6 selles
en vingt-quatre heures ; il se plaint de céphalalgie, de bourdonnements ;
la langue est sèche, rouge vif ; les taches rosées augmentent ; le malade
ne dort pas la nuit et il est assez agité. On donne de la résorcine à la
dose de 3 grammes.

7. T. matin, 39,8 ; soir, 40,6. Le malade paraît très abattu, la langue
est sèche et commence à noircir, cependant le malade ne se sent pas
plus mal, le pouls est régulier, peu fréquent, 80 pulsations, 3 selles en
diarrhée ; les coliques ont disparu. Résorcine 4 grammes.

8. T. matin, 40,3 ; soir, 40,8. Hier au soir le malade a eu de la dyspnée ;
on entend dans la poitrine quelques râles sous-crépitants et des râles
secs, ronflants et sibilants ; ce matin la respiration est plus facile ; le
malade n'étouffe plus ; après avoir pris sa potion, il a ressenti un violent mal de tête ; pas de bourdonnements, pas de transpiration ; 5
selles depuis le matin ; hier, le malade n'a pas été à la garde=robe. Dicrotisme remarquable du pouls. Résorcine 5 grammes.

9. T. matin, 39,9 ; soir, 41. La langue est plus sèche ; le malade a

moins de diarrhée, la céphalalgie persiste ; la prostration augmente ;
malgré l'élévation de la température, le pouls n'est pas plus fréquent,
80 pulsations le matin, 76 le soir, le dicrotisme est toujours accentué.
Résorcine 6 grammes.

10. T. matin, 39,8 ; soir, 39. Le malade est très assoupi et la prostration a augmenté considérablement depuis hier, la langue est noirâtre,
les dents recouvertes de fuliginosités, les narines pulvérulentes ; la
diarrhée est revenue, le nombre des pulsations n'augmente pas. Résorcine 7 grammes.

11. T. matin, 39 ; soir, 40. Le malade est un peu moins assoupi que
hier, la langue est un peu moins sèche ; il y a toujours un peu de diarrhée.
Résorcine 8 grammes.

12. T. matin, 40 ; soir, 40,7. On a changé le malade de lit ce matin ;
il s'est refroidi, a eu un frisson très violent et il a été très difficile de
le réchauffer ; il a de la difficulté pour respirer ; nous l'auscultons et
nous ne trouvons que des râles secs, ronflants et sibilants, les taches

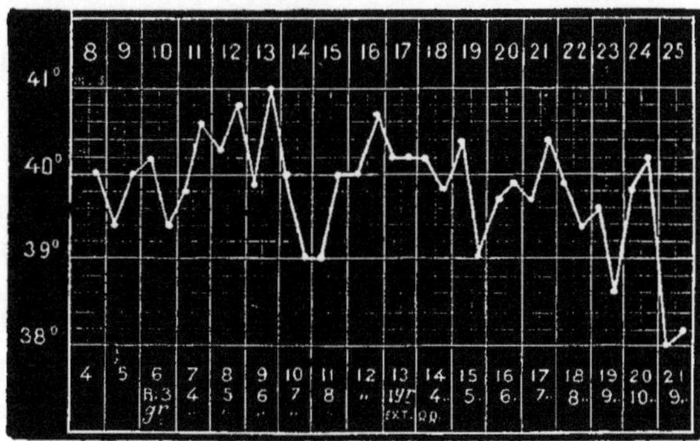

R. : Résorcine. — Ext. q. q. : Extrait de quinquina.

sont très nombreuses sur toutes les parties du corps ; le pouls est petit,
dicrote, le nombre des pulsations est de 72 par minute. L'état général
ne s'améliore pas beaucoup. Il n'y a pas de résorcine, 10 gouttes d'alcoolature de feuilles d'aconit.

13. T. matin, 40,2 ; soir, 40,2. La prostration augmente ; le malade
est très faible, et la maladie prend la forme adynamique ; la diarrhée est
abondante et le malade va sous lui ; il existe une grande pâleur de la
face ; le malade tousse et crache un peu ; il est bien déprimé depuis

hier ; le pouls reste toujours à 80. On lui donne 1 gramme d'extrait mou de quinquina avec 30 grammes de sirop thébaïque.

14. T. matin, 40,2 ; soir, 39,8. Pouls 80. L'état du malade est un peu moins fâcheux que hier, la diarrhée a diminué légèrement ; la toux n'augmente pas, la langue est toujours sèche, les dents fuligineuses ; le ventre est souple. Pas d'albumine dans l'urine. Résorcine 4 grammes.

15. Temp. matin, 40,4 ; soir, 39. L'état général s'améliore ; Antoine R.... est moins abattu, la langue est moins sèche ; il ne tousse pas ; la diarrhée persiste avec la même intensité ; il dort peu la nuit et a quelques cauchemars. Pas d'albumine dans l'urine. La résorcine ne produit ni bourdonnements, ni transpiration ; le nombre des pulsations est de 84. Résorcine 5 grammes.

16. T. matin, 39,7 ; soir, 39,9. Le malade va mieux ; la diarrhée diminue ; il est plus éveillé, mais toujours très faible. Résorcine 6 grammes.

17. T. matin, 39,7 ; soir 40,4. La langue devient humide, les fuliginosités disparaissent ; il y a encore un peu de diarrhée ; aucun phénomène à noter, ni bourdonnements, ni transpiration. Résorcine 7 grammes.

18. T. matin, 39,9 ; soir, 39,4. L'état général est assez bon ; la diarrhée diminue, mais le malade fait toujours un peu sous lui ; il est très faible ; il ne se plaint que de quelques coliques passagères. Résorcine 8 grammes.

19. T. matin, 39,5 ; soir 38,6. Hier le malade était moins abattu ; il a transpiré abondamment et a eu des bourdonnements ; la diarrhée diminue ; l'état général de la langue et des gencives est meilleur. Résorcine 9 grammes.

20. T. matin, 39,9 ; soir, 40,2. L'état est stationnaire, malgré l'augmentation de la température le malade accuse du mieux ; la diarrhée diminue toujours. Résorcine 10 grammes.

21. T. matin, 38 ; soir, 38,2. Le malade n'a éprouvé aucun accident avec la dose élevée de résorcine ; la température est peu élevée ce matin ; cela vient de ce que le malade a pris ce matin le reste de sa potion ; il a éprouvé une transpiration très abondante, de la rougeur de la face et des bourdonnements ; trois ou quatre heures après lorsque nous le voyons à la visite il se sent bien à son aise et n'a pas de fièvre, il est toujours assez fatigué, il n'y a plus de diarrhée, le pouls est à 74 pulsations à la minute.

Résorcine 9 grammes.

Peradon

On continue le traitement par la résorcine, mais le temps ne nous permet pas d'attendre la guérison définitive.

24. L'état du malade est très amélioré.

Les résultats que nous avons ainsi obtenus dans le traitement de la dothiénantérie par la résorcine, à l'exclusion de tout autre médicament, ne nous permettent pas de nous ranger aux conclusions que le docteur H. Callias a tirées de ses propres observations, en disant que les résultats par lui obtenus n'ont pas donné gain de cause à ce qu'il en attendait comme médicament antithermique. Il est regrettable qu'il n'ait point fait connaître à quelle dose il l'a employé dans ses observations. Quant à nous, il nous a paru que l'administration de la résorcine à la dose de 4, 5 grammes et au-dessus par jour, a contribué efficacement dans plusieurs cas, à l'abaissement de la température constatée notamment dans nos observations, n^{os} V, VI, VII, VIII, IX, X.

D'ailleurs nous allons passer en revue tous les phénomènes que nous avons constatés dans le traitement de la fièvre typhoïde par la résorcine.

Appareil digestif. — La résorcine nous a paru presque toujours avoir sur le tube digestif une action favorable. Dès les premiers jours de l'administration du médicament, nous avons noté une amélioration sensible des premières voies ; la langue devenait rapidement plus humide, et moins saburrale et en même temps le malade accusait moins d'amertume de la bouche. Il faut rapprocher ces effets de ceux que produit l'acide phénique administré dans le traitement de la même maladie. Dans la fièvre typhoïde à forme adynamique, nous avons vu de même par l'emploi de l'acide phénique les fuliginosités sinon disparaître complètement du moins diminuer d'une manière très appréciable ; la langue qui était très noire, sèche et dure, reprenait rapidement ses caractères normaux ; chez le malade de l'observation n° VI, couché salle Saint-Félix, cette action a été plus sensible que chez celui de l'observation n° XIII; et nous croyons que l'emploi de la résorcine a empêché ces phénoménes de sécheresse de se produire chez les nommées Pauline L... et François S...(observations n° VII et XI). Pour constater cette amélioration, nous n'avons pas eu besoin d'employer de hautes doses de médicament, puisque dans les premières observations nous l'avons observée alors que les doses ne dépassaient pas 3 et 4 grammes. En même temps chez plusieurs de nos malades, chez la plupart même, les selles diminuaient de fréquence d'une manière très appréciable et la diarrhée disparaissait rapidement pour faire place souvent à de la constipation. Cependant cette amélioration se produit principalement dans les formes communes de la maladie ; dans deux observations n° VI et XIII la diarrhée était incoercible et dans la première elle résista longtemps à des moyens énergiques employés pour la combattre ; dans le second cas nous n'avons pas employé d'autre médication que la résorcine et un peu d'extrait mou de quinquina à la dose de 1 gramme par jour. Chez quelques autres malades l'eflet a été plus long à se produire. Les coliques et les douleurs de ventre disparaissaient presque toujours avec la diarrhée. Lorsqu'il y avait du ballonnement du ventre, nous l'avons vu disparaître en peu de jours ; le ventre redevenait souple et sans douleur à la pression.

Nous avons eu à enregistrer chez quelques malades couchées à la salle des femmes, des crampes d'estomac qui, du reste, n'étaient pas très douloureuses. Nous n'avons, dans aucun cas, supprimé la résorcine, et cependant les douleurs gastralgiques ont disparu sans qu'on ait rien tenté dans ce but, sauf dans un cas où nous avons donné concurremment avec la résorcine pendant un jour, 20 grammes de sirop thébaïque. Ces douleurs ne nous paraissent pas devoir être attribuées à l'administration du médicament.

Système nerveux. — Du côté du système nerveux, nous n'avons remarqué qu'une seule fois, pendant deux jours consécutifs, un phénomène sur la nature duquel nous ne voudrions pas nous prononcer. Il s'agit de la malade couchée au n° 19, de la salle Saint-Vincent et qui fait l'objet de l'observation n° IV. Lorsque nous lui avons administré pour la deuxième fois de la résorcine, au moment de sa rechute, nous avons commencé par des doses plus élevées qu'au début de la maladie. Le premier et le second jour nous lui avons fait prendre 3 grammes de résorcine et le troisième jour nous avons porté la dose à 4 grammes. Ce jour là même, elle a ressenti pendant une partie de la matinée quelques secousses, qu'elle qualifiait d'électriques, et des contractions fibrillaires dans les membres supérieurs; elle était en même temps dans un certain état d'agitation, d'agacement, et de grande tristesse. Son état semblait se rapprocher de ce qui a été indiqué par le D͏ʳ H.Callias au sujet de l'intoxication par la résorcine chez les animaux « L'animal devient triste et inquiet, il reste immobile, et immédiatement après il commence à frissonner, le frissonnement s'accentue progressivement et se transforme au bout de peu de temps en un tremblement général. Tous les muscles sont le siège de contractions fibrillaires très fréquentes et d'une intensité variable (1).» Malgré ces symptômes, nous avons continué la médication en portant même la dose à 5 grammes. Le phénomène s'est renouvelé un peu le matin

In Callias. Th. inaug. 1881, p. 54.

du quatrième jour, mais dans la soirée il avait entièrement disparu et jamais il ne s'est reproduit. La nommée Félicie D...(observation n°XII) a éprouvé, la première fois que nous lui avons donné le médicament, une vive agitation qui ne dura pas plus de vingt minutes ; elle était dans un état d'agacement particulier et d'une hilarité excessive. Ces symptômes ne se sont pas renouvelés les jours suivants. Chez un de nos malades, François S... (observation XI) qui prenait des doses assez fortes de résorcine, nous avons vu survenir quelques vertiges passagers après l'absorption d'une quantité assez grande de sa potion, 2 grammes à peu près ; cela rentre alors dans les phénomènes que nous avons signalés après l'absorption de doses massives de résorcine. Mais chez ceux de nos patients qui prenaient heure par heure 1 gramme de résorcine jusqu'à concurrence de 5, 6, 7, 8 et 9 grammes, nous n'avons jamais constaté de phénomènes cérébraux. Presque tous nos malades nous ont accusé, avec l'augmentation des doses de résorcine, des bourdonnements d'oreille qui ne persistaient que peu de temps ; quelques-uns d'entre eux ne les ont jamais ressentis, et chez d'autres, ils étaient au contraire très violents, mais toujours passagers, et suivaient immédiatement l'absorption. Le malade de l'observation XIII a ressenti le premier jour du traitement une violente céphalalgie, telle qu'il ne voulait plus prendre le médicament ; elle avait disparu dans la soirée et le malade avait cependant continué, sur notre insistance, à boire la potion. Un peu de céphalalgie s'est manifestée quelquefois chez la nommée Rosalie, observation VIII. Nous n'avons jamais observé le délire, les hallucinations dont parle le docteur Lichthein, même chez des malades qui en six et huit heures prenaient 7, 8 et 9 grammes de résorcine.

Circulation. — La résorcine n'a jamais produit sur le système circulatoire une action bien manifeste ; nous avons vu le nombre des pulsations diminuer dans de petites proportions en rapport avec la température ; mais nous n'avons pas eu l'occasion de constater avec le docteur Lichthein les irrégularités dont il parle, même après l'absorption de fortes doses du médicament ; quant aux intermittences que nous avons observées chez le malade couché au n° 25 de la salle Saint-Félix, observation n° IX, elles étaient dues à la convalescence ; c'est un phénomène qui se produit assez souvent dans la convalescence des maladies aiguës graves, et particulièrement dans la fièvre typhoïde ; d'ailleurs la résorcine était supprimée depuis plusieurs jours, lorsque nous les avons constatées. Chez les malades de l'observation VI et XIII, de fortes doses de résorcine ont provoqué de la rougeur de la face qui n'a persisté que peu de temps.

Respiration. — La respiration n'a pas été influencée par l'administration de la résorcine d'une manière notable ; tantôt le nombre des mouvements respiratoires était augmenté et tantôt diminué sans que l'on puisse établir la moindre concordance entre les doses de résorcine, l'abaissement de la température, le pouls et la respiration ; nous n'avons dans aucun cas remarqué de difficulté de respirer, ni la disparition de la dyspnée dans les cas où elle existait auparavant.

Température. — L'action de la résorcine sur le température nous semble indiscutable d'après les observations que nous avons prises. Elle se produit dans des conditions particulières que nous allons déterminer. La résorcine abaisse la température du corps dans la fièvre typhoïde

pour constater cette abaissement il faut employer des doses assez élevées de ce médicament ; il se produit immédiatement après l'absorption et se prolonge, si les doses sont
renouvelées à intervalles déterminés. Ainsi, en donnant le
médicament à la dose de 1 gramme par heure, nous avons
presque toujours observé un abaissement constant de la
température ou tout au moins un état stationnaire; l'abaissement peut varier dans des limites plus étroites que lorsque le médicament est donné à dose plus forte, mais il
dure plus longtemps ; en effet, en administrant ainsi la résorcine en fractionnant les doses, nous n'avons jamais obtenu un abaissement de 2 à 3 degrés; la plus grande différence que nous ayons obtenue a été de 1 degré et demi à
peu près. La manière dont nous faisions prendre le médicament produisait une interversion dans la marche de la
température ; celle du matin était très souvent plus élevée
que celle du soir, ce que l'on ne rencontre jamais dans la
fièvre typhoïde qui suit sa marche naturelle. Dans l'observation IX, depuis le premier jour de l'administration de
la résorcine, le 27 mai jusqu'au 5 juin, la température du
soir a toujours été inférieure à celle du matin, sauf une
seule fois, le jour où le malade avait commis l'imprudence
de manger du pain. Le maximum d'abaissement constaté
a été de 1°. La même remarque peut se faire pour les obs.
VIII, VI, où l'abaissement maximum du matin au soir a
été de 1° 4, observ. X. Dans cette dernière plusieurs sup-
pressions du médicament ont été suivies de l'ascension de
la température du soir. Les malades chez lesquels l'abaissement était le plus marqué nous ont toujours accusé une
transpiration abondante qui était en rapport avec la diminution de la fièvre. La résorcine n'avait pas ou avait peu
d'influence sur la température des malades chez lesquels
elle ne provoquait pas de transpiration. Il nous a paru, en

effet, qu'il y a des malades qui sont moins sensibles que d'autres à l'action antithermique de la résorcine, comme ceux de l'observations VII et XIII. L'abaissement de la température ne se constate que lorsque le malade est sous l'influence immédiate de la résorcine, et elle tend à remonter insensiblement et parfois plus vite et plus haut qu'elle n'était descendue une heure ou deux après l'absorption du médicament.

Excrétions et sécrétions. — Nous traiterons ultérieurement la question des urines, mais nous ferons observer ici que nous avons souvent constaté, ainsi que nous venons de le dire, une transpiration abondante chez beaucoup de nos malades, ils étaient littéralement, comme le dit le docteur Lichthein, baignés dans la sueur, Cette transpiration disparaissait aussi vite qu'ellle était venue laissant les malades dans un sentiment de bien-être.

De ce qui précède il ressort que la résorcine nous a paru avoir, dans plusieurs de nos observations de fièvre typhoïde, une action favorable soit au point de vue de la symptomatologie, soit au point de vue de la durée de la maladie. Dans tous les cas, même lorsque nons n'obtenions pas d'abaissement de la température, nous avons noté l'amélioration de l'état général qui se modifiait en peu de jours sous l'influence du médicament. Nous n'avons jamais vu cette médication occasionner d'accidents d'empoisonnement, malgré les doses élevées que nous avons employées. Ce n'est qu'en les administrant ainsi que l'on obtient la chute de la température, et pour cela il faut .aire prendre le médicament toutes les heures à des doses qui pourraient varier de 50 centigrammes à 1 gramme ; nous pensons que par ce moyen on obtiendrait de bons résultats comme nous les avons obtenus nous même, le soir.

Mais il nous était fort difficile de l'employer ainsi à l'hôpital, à cause de la grande quantité de malades ; mais autant que nous en avons pu faire l'expérience depuis la matinée jusqu'au soir, nous avons souvent obtenu de bons résultats. Nous ne voulons pas, cependant, mettre la résorcine au-dessus de tous les médicaments employés dans le même but, comme l'acide phénique, l'acide salicylique, le salicylate de bismuth qui ont donné chacun des résultats favorables; mais nous croyons que la résorcine est un bon médicament qui peut rendre de grands services en thérapeutique. Elle a eu sur la marche générale de nos fièvres typhoïdes une action favorable ; plusieurs d'entre elles ont été très abrégées ; c'est ainsi que dans l'obs. V, la fièvre était tombée le quatorzième jour ; obs. VIII, apyrexie, le quinzième jour ; obs. IX, apyrexie le seizième jour ; d'autres dont les formes étaient plus sévères, obs. VI, ont eu une durée très courte en comparaison des symptômes graves du début. Le malade qui a fait l'objet de cette observation, après avoir présenté une température de près de 42° et des symptômes adynamiques très prononcés accompagnés de diarrhée incoercible, a vu tomber sa fièvre le vingtième jour de la maladie et le vingt-sixième jour il commençait à manger, la guérison ne s'est pas démentie. On ne peut donc pas méconnaître l'effet favorable que nous avons obtenu par la résorcine sur la marche de la fièvre typhoïde. Nous croyons, à cause des grandes différences que nous avons remarquées, qu'il y a des malades qui sont peu sensibles à l'action du médicament, et il nous semble que lorsque les premières doses de résorcine ne produisent pas d'effet, il serait sage de renoncer à la médication sur laquelle il ne faudrait pas compter. Toutefois l'on pourrait en faire usage pour modifier l'état général sans vouloir agir sur la température.

Nous pouvons donc placer la résorcine à côté de l'acide phénique dans le traitement de la fièvre typhoïde bien que l'on ait fait tout dernièrement de graves reproches à ce dernier médicament à la société de médecine. Du reste, ceux-ci ne peuvent pas s'appliquer à la résorcine au moins d'après nos observations. L'acide phénique, en effet, est très toxique et l'on ne peut pas dépasser la dose de 3 et 4 grammes sans s'exposer à de graves accidents tandis que nous n'en avons jamais observés avec la résorcine. Dans un mémoire paru dans les Archives de médecine en avril 1882, le docteur Ramonet appelle l'attention sur un accident qui peut se produire dans le traitement de la fièvre typhoïde par l'acide phénique. Nous voulons parler de la cachexie consécutive à ce traitement lorsqu'il est continué au delà de la période fébrile. Cette cachexie est produite par l'action destructive de l'acide phénique sur les globules du sang. M. le docteur Gérardin, médecin militaire à l'hôpital du Gros-Caillou, qui est grand partisan du traitement par l'acide phénique et qui l'emploie beaucoup dans ses salles, nous a signalé le même phénomène, et cette cachexie se produit très rapidement ; en quelques jours le malade prend une pâleur de cire qui rappelle le teint des chlorotiques ou la teinte jaune paille des cancéreux. Il était curieux de savoir si la résorcine produisait le même accident. Il n'en est pas ainsi et nous avons pu continuer l'administration du médicament pendant longtems sans observer aucun symptôme de ce genre. La résorcine a toujours été bien supportée ; et cela s'explique bien aisément lorsque l'on se rapporte aux conclusions du docteur H. Callias qui dit que « la résorcine n'a aucune influence sur l'état morphologique du sang, excepté lorsqu'elle est mise en contact direct et prolongé, et cela, nous le croyons, de la manière dont agissent des substances peu actives (1). »

(1) In Callias, loc. cit., p. 104.

Nous croyons qu'il serait utile, intéressant et même nécessaire d'instituer de nouvelles expériences pour juger
plus complètement l'influence de la résorcine dans ce traitement. Pour nous, d'après les résultats que nous avons
obtenus, nous la considérons comme un bon médicament
qui pourra plus tard, lorsque ses effets seront mieux con-
nus et les observations plus nombreuses, être utilisé d'une
manière plus efficace dans nombre de cas.

Rhumatisme articulaire

Nous avons voulu terminer nos essais thérapeutiques
en nous attaquant à une maladie d'ordre purement inflammatoire, et dans laquelle il n'y ait pas lieu de mettre en
cause l'action antiseptique de la résorcine comme ayant
pu favoriser la chute de la température, si nous en cons-
tations des exemples. Nous avons donc institué le traitement par la résorcine chez des malades atteints de rhumatisme articulaire aigu.

Le nombre de nos observations n'est pas suffisant pour
nous conduire à formuler une opinion définitive sur le
traitement de cette affection par la résorcine ; nous n'avons
pu en réunir que trois sur ce sujet ; aussi avons-nous cru
pouvoir emprunter à la thèse de M. le Dr H. Callias les re-
lations de deux malades que nous citons tout au long. C'est
par elles que nous commençons.

Observation I.

(Callias. Thèse inaug. 1880, page 75. Obs. 1).

Le nommé Jules Van..., âgé de 23 ans, exerçant la profession de tonnelier, entre le 22 novembre 1880 à l'hôpital Saint-Antoine, service de

M. Dujardin-Beaumetz, salle Saint-Lazare, n° 12. Pas d'antécédents, héréditaires.

Il n'a jamais été malade. En 1874 il avait eu une blennorrhagie et des chancres, sans accidents consécutifs.

Depuis son enfance, il travaille dans les caves de Bercy, où, prétend-il il est exposé à l'humidité. Il n'a jamais été atteint de rhumatisme articulaire. Huit jours avant son entrée à l'hôpital, à la suite de grandes fatigues et de refroidissement, il avait éprouvé des frissons, de la fièvre et quelque douleurs lombaires; les jours suivants les douleurs s'étaient portées dans les articulations des genoux et des pieds et ensuite dans celles du membre gauche.

A son arrivée, le 23 novembre, le membre supérieur droit était atteint, le poignet enflé et légèrement rouge, très douloureux au moindre mouvement, les articulations du coude et de l'épaule étaient aussi douloureuses, mais moins que celles du poignet, les mouvements pénibles.

Les articulations des membres inférieurs étaient indolores, excepté au niveau des tendons, du creux poplité gauche, ou la pression provoque de la douleur.

A l'auscultation du cœur, on constate un bruit de souffle au premier temps, à la pointe.

T. axillaire, 39. Pulsations 100. Respirations 24.

Traitement. — 1° Vésicatoire à la région cardiaque.

2° Potion avec 0 gr. 50 cent. de résorcine pris en trois fois dans l'après-midi.

24. Même état. Le malade n'a éprouvé aucune sensation désagréable en prenant le médicament. T. 39; Puls. 95; R. 2 ; R. 0 gr. 50.

25. Les douleurs du bras ont diminué d'intensité, les mouvements sont plus faciles, l'œdème persiste, mais en même temps le malade se plaint de quelques douleurs dans les articulations du bras gauche; il n'y a pas d'œdème. T. 38,6; P. 90; R. 22. Résorcine 0 gr. 75.

26. L'œdème du poignet droit tend à diminuer, le poignet est peu douloureux; les articulations du bras gauche sont douloureuses et la main est enflée, l'appétit est assez bon, il n'y a ni diarrhée ni constipation. T. 39,2; P. 90; R. 22. Résorcine 1 gramme.

27 Le membre supérieur droit est complètement guéri, les mouvements sont faciles et indolores, l'œdème du poignet a disparu: au membre supérieur gauche les mouvements sont difficiles et douloureux, le poignet et la main sont œdématiés.

Le malade n'éprouve aucune sensation de chaleur ou de brulûre du côté de l'estomac, l'appétit et la digestion sont faciles. T. 38,8; P. 90; R. 22.

Les urines prennent à l'air une coloration légèrement foncée, coloration qui devient presque noire par le perchlorure de fer. . Résorcine 1 gramme.

29. Les douleurs ont beaucoup diminué d'intensité, l'œdème es presque dissipé, pas de gastralgie, selles régulières. T. 37,8; P.   ; R. 18.

Urines foncées. Gardées elle s'altèrent seulement au bout du cinquième jour ; jusque là elles conservent leur odeur fraîche, non ammoniacale. Résorcine 1 gramme.

30. Etat général très satisfaisant. Presque toutes les articulations sont indolores, excepté celle de l'épaule droite, eucore un peu malade; les autres sont libres et les mouvements faciles.

T. 37,5; P. 70; R. 18. Résorcine 1 gramme.

1er décembre Même altération, appétit et digestion excellents T. 37! P. 70; R. 18. Résorcine 1 gramme.

3. La guérison est complète. Toutes les articulations sont libres et nullement douloureuses. L'appétit et la digestion sont très très bons, T. 37; P. 70.

Le malade a continué le traitement encoré quelques jours. Il est sorti entièrement guéri et n'éprouvant plus aucune douleur.

L'administration du médicament se faisait en plusieurs fois dans la journée, et quoique les doses eussent été en augmentant, le patient n'avait jamais éprouvé aucune sensation désagréable ou pénible; au contraire, il réclamait toujours sa potion, même après sa guérison définitive.

OBSERVATION II.

(In Callias, thèse inaug., 1880, p. 83, Obs. VI).

Le nommé Louis Chev..., âgé de 16 ans, garçon de restaurant, entre le 7 mai 1881 à l'hôpital Saint-Antoine, service de M. Dujardin-Beaumetz, salle Saint-Lazare n° 2.

Antécédents: né à Paris, sa mère est sujette au rhumatisme.

A l'âge de 11 ans, il avait été été atteint pour la première fois de rhumatisme articulaire aigu, en même temps il avait de la chorée. La maladie avait duré trois mois, et à la suite il a toujours gardé quelques mouvements choréïformes qui ne sont bien appréciables que lorsque le malade est émotionné. A l'âge de 14 ans, seconde attaque de rhumatisme dont la durée avait été de un mois.

Depuis quatre jours, il a recommencé à éprouver des douleurs rhumatismales qui tendent à se généraliser.

Etat actuel. — 8 mars. Jeune homme de constitution peu robuste, facilement impressionnable; se plaint des articulations des membres inférieurs et supérieurs, qui sont le siège d'un léger œdème et de douleurs tellement intenses, qu'il peut à peine supporter le poids des couvertures; les mouvements choréiques se sont accentués et occupent surtout quelques muscles du thorax et des membres supérieurs ; les contractions des muscles sont assez péuibles, et se produisent assez fréquemment pour que le malade en souffre. Langue blanche chargée, pas d'appétit.

Cœur. Bruit de souffle systolique au premier temps, à la pointe. T. 37,4. P. 100.

Traitement. — 1° Potion avec 2 grammes de résorcine ; 2° potion avec chloral, 2 grammes.

9. Les douleurs sont toujours généralisées. Les mouvements choréiques sont moins accentués. Sommeil assez bon, pas d'appétit. Rien de particulier du côté de l'estomac. T. 39, p. 90.

Urine très chargée, brunâtre. Il n'y a pas de réaction manifeste par le perchlorure de fer.

On cesse l'administration du chloral.

10. Légère amélioration, Les douleurs sont beaucoup moins vives. T. 39, P. 80.

11. L'amélioration est notable, le malade ne souffre presque plus. Les mouvements dans les articulations sont assez faciles et peu pénibles, il n'y a presqne pas de mouvements choréiques. T. 38, P. 75.

12. Le malade demande à manger et à se lever ; les articulations sont tout à fait libres et indolores.

Cœur. Même état.

Urine foncée, sans dépôt; on ne peut pas trouver la réaction de la résorcine.

13. Très bon état. T. 38, P. 70.

14. Le malade s'étant refroidi ressent quelques douleurs faibles dans le coude droit. Urine légèrement rouge et trouble. T. 37,6, P. 65.

15. Même état. Le malade n'a pas pris sa potion.

18. Diminution notable des douleurs, à peine aperçoit-on quelques mouvements choréiformes. T. 37,5, P. 75, Urine sans dépôt. Continuation du même traitement.

19. Disparition des douleurs ; cœur rien de particulier. T. 37,5, P, 70.

22. Le malade ne ressent plus aucune douleur, toutes les articulations sont indemnes, appétit et digestion très bons, selles régulières. T, 37.2, P. 65. Urine brunâtre. Pas de réaction manifeste.

26. La guérison persiste, l'état général est excellent, T. 37,6, P. 65. Cessation du traitement. Le patient est resté encore quelques jours à l'hôpital, pour aller ensuite à l'asile de convalescence et n'a pas présenté de phénomènes morbides, à part les rares mouvements choréiques qu'il conserve du reste toujours.

Voici maintenant les observations recueillies dans le service de M. Desnos :

OBSERVATION III.

Valérie Ren..., âgée de 18 ans, femme de chambre, entre à l'hôpital de la Charité le 17 octobre 1881, dans le service de M. Desnos, salle Saint-Vincent, lit n. 12.

C'est une forte et belle fille d'une bonne santé habituelle. A Paris depuis l'âge de onze ans et demi, elle n'y a jamais été malade ; elle a été atteinte dans son pays, la Sologne, de fièvres intermittentes dont elle ne s'est jamais ressentie ; à sept ans elle a eu la chorée, à huit ans une fluxion de poitrine ; ses parents sont rhumatisants ; elle n'a jamais eu d'attaque de rhumatisme avant celle qui l'amène aujourd'hui à l'hôpital.

A son entrée, elle est traitée par le salicylate de soude qui ne produit d'effet qu'au bout d'un temps assez long, le 3 novembre à peu près. Dans l'intervalle Valérie Ren... a été atteinte de complications endopéricardiaques, complications qui ont laissé une lésion mitrale qui se traduit par un souffle prolongé à la pointe et au premier temps. Valérie Ren... a une rechute le 30 novembre. Ce n'est pas la dernière : elle en est à la septième le 2 mars lorsqu'on se décide à la traiter par la résorcine le 7 mars.

6 mars. T. 38,5 ; soir, 39,7.

7. Les articulations des membres inférieurs sont prises ainsi que les épaules et les coudes. Un peu de gonflement périarticulaire, sans rou-

geur ; douleur vive à la pression, épanchement dans les deux genoux. Les articulations des vertèbres cervicales sont douloureuses. Traitement : 1 gramme de résorcine dans un julep de 250 grammes à prendre par cuillerées d'heure en heure. T. 38,9 ; soir, 38,8.

8. L'état général est meilleur ; les articulations du membre inférieur droit sont moins douloureuses. Traitement : 2 grammes de résorcine. T. 38,6 ; soir, 38,8.

9. La médication par la résorcine ne donne lieu à aucun accident : pas de diarrhée, pas de troubles nerveux, pas de maux d'estomac. Traitement : 2 gr. 50 cent. de résorcine. T. 38,8 ; soir, 38,3.

10. Valérie Ren... a transpiré abondamment. Elle va de mieux en mieux ; la température baisse et les articulations sont à peu près indolores. T. 38 ; soir, 37,9. Traitement : 3 grammes de résorcine.

11. L'état général est très bon, le malade est constipée. Traitement : Lavement avec 60 grammes de miel mercurial ; 3 grammes de résorcine. T. 37,6 ; soir, 37,6.

12. Les douleurs ont disparu, un peu de pesanteur dans le cou et les épaules. Traitement : 3 grammes de résorcine. T. 37,5 ; soir, 37,5.

13. L'amélioration se maintient. Traitement : 1 gr. 50 de résorcine T. 37,5 ; soir, 37,5.

14. Etat excellent. On supprime la résorcine. T. 37,5 ; soir, 37,7

15. Valérie Ren... va tout à fait bien ; l'épanchement persiste encore dans les deux genoux, un peu plus à gauche qu'à droite ; compression avec des bandes de flanelle. T. 37,3 ; soir, 37,6.

16. T. 37,3 ; soir, 37,6.

17. T. 37,3 ; Valérie R..., s'est levée toute la journée, elle ne ressent plus aucune douleur.

18. Les urines traitées par le perchlorure de fer présentent encore un léger précipité grisâtre qui a disparu le lendemain.

Valérie R... sort de l'hôpital le 23 mars gardant encore un peu d'épanchement dans les genoux.

OBSERVATION IV.

Albert M..., âgé de 19 ans, coiffeur, entre le 23 février 1882, dans le service de M. Desnos, salle Saint-Félix, lit n° 5.

Ce malade est atteint de rhumatisme articulaire aigu depuis quinze ours. Toutes les articulations sont prises, excepté les articulations

temporo-maxillaires, sterno-claviculaires, et celles de la colonne verté-
brale. La température est très élevée ; le thermomètre monte à plus de
40 degrés.

Le 23 février, jour de l'entrée à l'hôpital, la température du soir est
de 40,9.

24. Le malade se plaint des articulations des vertèbres cervicales ; il
lui est impossible de remuer le cou.

T. 39,8 ; soir, 40,2.

Traitement : résorcine, 1,50 centigrammes.

25. Le malade accuse une amélioration notable : il remue un peu les
bras ainsi que le cou. les articulations sont moins gonflées, surtout aux
mains.

T. 39,7 ; soir, 40°. Trait. résorcine, 2 grammes.

26. L'état général est meilleur, le malade souffre beaucoup moins ; il
peut remuer le côté gauche ; à droite le bras et la main sont encore
douloureux.

T. 39,2 ; soir, 39,8. Trait. résorcine, 3 grammes.

27. Le malade se plaint de crampes d'estomac et de diarrhée ; il a été
six fois à la garde-robe et cela le fatigue beaucoup ; les douleurs diminuent toujours. On supprime la résorcine.

T. 39,2 ; soir, 40,2.

28. Le malade a eu trois selles ; l'état des articulations reste à peu près
stationnaire sauf les articulations de la nuque et sterno-claviculaire qui
se prennent.

Albert M... a éprouvé des palpitations toute la nuit avec douleur
vive à la région précordiale et un peu de dysphagie. A l'auscultation on
entend le dédoublement du premier temps avec un bruit de souffle ; le
deuxième temps est sourd.

Trait. vésicatoire à la région du cœur.

T. 39,8 ; soir, 40,3.

Le 1er mars. Les douleurs sont revenues dans les mains ; le vésicatoire
a diminué l'oppression et la douleur ; la respiration est plus libre, la
diarrhée a disparu avec quelques grammes de sous-nitrate de bismuth.

T. 39° ; soir, 40,1.

2. Les palpitations et l'angoisse précordiale sont revenues ; la respiration est douloureuse et difficile.

T. 38,6 ; soir, 39,6.

3. Les palpitations ont cessé ; les articulations de la main et de

Péradon.

l'épaule sont reprises ; plus de diarrhée, une selle en vingt-quatre heures.

T. 38,7 ; soir, 39,4. Trait. résorcine, 1 gramme.

4. Les douleurs sont moins vives à la main droite ; l'oppression persiste ; le malade a transpiré beaucoup ; il avait déja accusé une transpiration abondante lorsqu'il avait pris de la résorcine pour la première fois.

T. 38,3 ; soir, 39,1. Trait. résorcine, 2 grammes.

5. Les articulations sont indolores. L'oppression persistante nous porte à examiner avec soin la poitrine et après un examen complet nous diagnostiquons une pleurésie gauche avec épanchement moyen. La diarrhée est revenue, le malade a été dix fois à la selle en vingt-quatre heures. Suppression de la résorcine. Vésicatoire en arrière et à gauche

T. 38,4 ; soir, 39°.

6. L'état général est meilleur ; les articulations sont libres, l'oppression diminue.

T. 38,7 ; soir, 39,5.

7. La diarrhée persiste ; quatre selles en vingt-quatre heures ; l'état général reste stationnaire.

T. 38,8 ; soir, 39,8.

8. L'oppression et les palpitations persistent ; vésicatoire à la région du cœur.

T. 39° ; soir, 39,5.

La diarrhée a persisté pendant quelques jours encore jusqu'au 13 mars.

Cette observation fait voir, qu'à deux reprises différentes, la résorcine, à dose modérée, n'a pu être administrée sans provoquer la diarrhée. Les douleurs articulaires ont paru céder à l'administration du médicament. Quant à la température elle n'a pas subi de modification.

OBSERVATION V.

Théodore W..., âgé de 30 ans, exerçant la profession de garçon-brasseur, entre à l'hôpital de la Charité, le 11 mai 1882, dans le service de M. Desnos, salle Saint-Félix, lit n° 8.

Depuis l'âge de 18 ans, cet homme a eu sept attaques de rhumatisme articulaire aigu ; il entre à l'hôpital pour la huitième ; depuis un an, il n'avait rien ressenti. C'est un épileptique; cette maladie se manifesta pour la première fois en 1873 : ses attaques sont irrégulièrement espacées; la dernière a eu lieu le 30 mars.

Etat actuel. — Les manifestations articulaires sont peu nombreuses ; il est au début de la poussée inflammatoire. L'articulation métatarsophalangienne du gros orteil droit est gonflée et douloureuse; les articulations métacarpo-phalangiennes des deux mains sont prises, les poignets sont gonflés et douloureux, peu de rougeur; quelques douleurs dans les articulations des vertèbres cervicales. Le malade se plaint aussi de palpitations assez fortes. Rien au cœur malgré les antécédents.

T. 38,5; soir, 39,8.

12 mai. Trait. : résorcine, 2 grammes à prendre par cuillerées d'heure en heure.

13. Les poignets sont plus libres ainsi que la nuque. Les articulations tibio-tarsiennes et des genoux deviennent douloureuses : pas de diarrhée; quelques palpitations; le malade éprouve un peu de céphalalgie.

T. matin, 39,7 ; soir, 40,6. Trait. : résorcine, 3 grammes.

14. Les articulations des mains, des genoux et des pieds restent dans le même état ; léger épanchement dans les genoux ; la nuque et les reins sont douloureux.

T. matin, 39,7 ; soir, 39. Trait. : résorcine, 4 grammes.

15. L'état ne s'améliore pas ; l'épanchement des genoux augmente, les pieds sont plus gonflés et le malade [se plaint de douleur dans les hanches ; il ne peut plus remuer. La température est très élevée; l'auscultation du cœur fait entendre un léger bruit de galop péricardiaque.

T. matin, 40,2; soir, 40,4.

Trait. : Vésicatoire à la région du cœur; résorcine, 5 grammes.

16. Le malade est très fatigué; les douleurs sont un peu moins vives; le gonflement des articulations et l'épanchement des deux genoux persistent; la nuque est plus libre.

On supprime la résorcine qui ne produit pas de résultat et on laisse le malade sans médicament pendant vingt-quatre heures.

T. 39,5 ; soir, 39,2.

17. Il y a une légère amélioration, les douleurs ont disparu en partie; malade se plaint de tout le membre supérieur droit; il éprouve une grande pesanteur dans les autres articulations.

T. matin, 39,4 ; soir, 39. Trait. : salicylate de soude, 4 grammes.

18. L'état est stationnaire ; douleurs dans les épaules à droite et à gauche ; plus d'épanchement dans les genoux.

T. matin, 38,9 ; soir, 39. Trait. : Salicylate de soude, 6 grammes.

19. Les deux épaules sont encore prises ; pas d'amélioration bien sensible ; cependant la température baisse.

T. matin, 38,1 ; soir, 37,4. Trait. : Salicylate de soude, 6 grammes.

20. Amélioration complète ; les douleurs ont disparu comme par enchantement, la fièvre est tombée.

T. matin, 37,4 ; soir, 37,2.

On supprime toute médication ; le malade mange un peu.

21. L'amélioration se maintient ; encore un peu de gêne dans l'articulation de l'épaule droite ; le malade a bon appétit.

T. matin, 37 ; soir, 37,2.

Le malade entre en convalescence ; il n'a pas eu de rechute.

La lecture attentive de ces observations fait voir, à notre avis, que M. le Dr H. Callias a peut-être accepté avec trop d'enthousiasme les succès du traitement du rhumatisme articulaire aigu par la résorcine et lorsqu'il écrit que l'on peut placer ce médicament dans le voisinage du salicylate de soude, nous croyons qu'il va un peu loin ; d'ailleurs c'est l'avis de son maître, M. Dujardin-Beaumetz qui nous a dit qu'il avait été obligé de modérer les opinions de son élève à ce sujet : il voulait renverser le salicylate de soude de la place élevée qu'il occupe dans la thérapeutique du rhumatisme. Nous croyons, avec M. Dujardin-Beaumetz, que le salicylate de soude n'est point encore remplacé et les observations mêmes publiées par M, le Dr H. Callias ne nous paraissent pas montrer que la résorcine ait eu un effet si favorable et si prompt que nous pourrions le supposer d'après ses conclusions. Il ajoute cependant qu'une longue expérimentation clinique est absolument nécessaire. Cette proposition reste encore bien vraie. Nous ne croyons pas la chose jugée et nous aurions mauvaise grâce à affirmer notre opinion avec si peu de preuves alors que M. H. Callias apporte quelque restriction à la sienne.

Dans sa première observation nous constatons que ce n'est qu'au bout de dix jours que les douleurs ont disparu. Quant à la température elle n'a pas baissée sensiblement par l'usage de la résorcine et la rémission ne s'est faite que lorsque les douleurs se furent apaisées.

Dans l'observation II, une amélioration notable s'est faite au quatrième jour ; deux jours après il y avait rechute. Nous n'ignorons pas, il faut le dire, que le salicylate de soude n'empêche pas les rechutes ; nous voulons simplement constater que cette amélioration était toute passagère et que le plus petit écart a suffi pour faire revenir les douleurs.

Dans les trois observations que nous avons prises dans le service de notre excellent maître M. Desnos il n'y en a qu'une seule qui constate une amélioration véritable par le traitement par la résorcine. Il s'agit de la nommée Valérie Ren..., couchée au lit numéro 12 de la salle Saint-Vincent ; et ce n'est qu'après trois ou quatre jours de traitement qu'elle a vu disparaître ses douleurs ; de plus, c'était une rechute, et les attaques précédentes n'avaient pas mis un temps beaucoup plus long à se calmer soit spontanément, soit par l'usage du salicyclate de soude qui avait déjà été mis plusieurs fois en usage avec succès. Chez le malade de l'observation IV nous avons été obligé de suspendre deux fois le traitement à cause de la diarrhée qui s'est manifestée à chaque tentative ; Albert M... nous accusait, il est vrai, une diminution des douleurs après l'usage de la résorcine. Mais il n'est pas rare de voir survenir chez les rhumatisants une diarrhée plus ou moins forte et il est à remarquer que souvent cette complication de la maladie coïncide avec une rémission du côté des articulations. On la constate souvent aussi lorsque le rhumatisme se fixe sur une séreuse telle que le péricarde ou la plèvre. C'est alors une véritable métastase. Dans la cinquième observation nous avons augmenté les doses de résorcine jusqu'à quatre et cinq grammes par jour et nous n'avons constaté aucune amélioration ; au contraire, les douleurs n'ont fait qu'augmenter avec le gonflement des articulations malades et notamment des genoux dans lesquels il y avait un épanchement de liquide abondant que la résorcine n'a pas fait disparaître, puisqu'il est survenu pendant le traitement.

Quant à l'action antipyrétique dont nous nous occupions plus particulièrement, nous sommes obligé de convenir qu'elle a été à peu près nulle excepté dans notre première observation dans laquelle la température a baissé graduellement tous les jours de quelques dizièmes de degré ainsi que l'a d'ailleurs énoncé le docteur H. Callias dans ses conclusions lorsqu'il dit : « La température s'abaissait graduellement de quelques dizièmes de degré jusqu'à ce qu'elle arrive à l'état normal ; mais jamais d'une manière brusque et de quantités considérables.(1)»Chez notre dernier malade, loin d'avoir constaté une action antithermique, nous avons vu la température s'élever tous les jours malgré l'augmentation progressive des doses de résorcine que nous avons portées jusqu'à cinq grammes. Devant un pareil résultat, n'obtenant rien de bon ni au point de vue de la fièvre, ni au point de vue des douleurs, nous avons eu recours au salicylate de soude que nous avons administré dès le premier jour à la dose de quatre grammes, après avoir laissé le malade se reposer vingt-quatre heures. Le second jour, nous n'avons pas constaté de changement dans l'état du malade et nous avons élevé la dose à six grammes ; après quarante-huit heures de traitement le malade nous accusait un bien-être qu'il n'avait pas res-

(1) In Callias. Loco citato, page 85.

senti jusqu'alors ; la température tombait en même temps à 37°2, l'épanchement des genoux se résorbait et les articulations malades étaient entièrement libérées sauf celle de l'épaule droite qui était encore le siège d'une légère douleur. Cette observation vient donc à l'appui de ce que nous avons énoncé plus haut et nous croyons, jusqu'à nouvel ordre, que le salicylate de soude, dans les cas où il est indiqué, c'est-à-dire dans le rhumatisme articulaire aigu avec fièvre, est destiné à rendre de plus grands services que la résorcine.

Pour compléter cette étude sur la résorcine, nous croyons devoir encore signaler les effets particuliers que nous avons notés à la suite de l'administration de ce médicament.

Abaissement de la température après l'ingestion de doses de résorcine variant de 25 centigrammes à 3 grammes.

OBSERVATION I.

Thérèse V..., salle Saint-Vincent, lit n° 16.
1er Février. 4 h. 30 soir. T. 40,4.
Prend, à 5 h. 15, 50 centigr. de résorcine.

Heures :	5.30	5.45	6.15
Temp. :	39,8	39,7	39,6

Le 3. 8 h. 25 matin, T. 38,3.
Prend, à 8 h. 25, 40 centigr. de résorcine.

Heures :	9	9.30	10.5	10.40	11.15
Temp. :	38,2	38,4	38,8	38,9	39,4

5 h. 45 soir. T. 40,4.
Prend, à 4 h. 45, 40 centigr. de résorcine.

Heures :	5.15	5.55	6.40
Temp. :	40	39,9	39,4

Le 5.

Heures :	8	9	10.50
Temp. :	37,7	37,3	38,6

Prend, à 10 h. 50, 1 gr. de résorcine.

> Heures :　11.20　11.50　1
> Temp.. :　38,4　38,3　38,6

Le 6.

> Heures :　8.50　9.45
> Temp. :　37,7　37,8

Prend, à 9 h. 45, 50 centigr. de résorcine.

> Heures :　10.45　11.35
> Temp. :　37,8　38,1

3 h. 40 soir, T. 38,8.
Prend. à 3 h. 50, 40 centigr. de résorcine.

> Heures :　4.40　5.50
> Temp. :　38,7　38,9

Le 7. 8 h. 45 matin. T. 37,8.
Prend, à 8 h. 45, 50 centig. de résorcine.

> Heures :　9.45　11　12
> Temp. :　37,8　38,2　38,4

Le 8. 9 h. 5 matin. T. 38,1.
Prend, à 9 h. 5, 1 gr. de résorcine.

> Heures :　10.20　11.10
> Temp. :　37,8　38

4 h. 25, 1 gr. de résorcine.
Le 9. 9. h. matin. T. 37,9.
Prend, à 9 h., 50 centigr. de résorcine.

> Heures :　10.10　11.30
> Temp. :　38　38,2

4 h. 25 soir. T. 38,4.
Prend, à 4 h. 25, 1 gr. de résorcine.

> Heures :　5.35
> Temp. :　38

Prend, à 5 h. 35, 50 centigr. de résorcine.

> Heure :　7
> Temp. :　37,8

Le 10. 4 h. soir. T. 38,2.

Prend, à 4 h., 1 gr. 75 centigr. de résorcine.

Heures :   4.15   4.50   5.20   6.15
Temp. :   37,8   37,7   37,6   37,5

Le 11. 8 h. 55 matin. T. 37,8.
Prend, à 8 h. 55, 25 centigr, de résorcine.

Heures :   10.25   11.45
Temp. :   37,8   38

4 h. 5 soir. T. 37,8.
Prend, à 4 h. 40, 1 gr. de résorcine.

Heures :   5   5,30   7
Temp. :   37,6   37,3   37

Le 12. 9 h. 50 matin. T. 35,6.
Prend, à 9 h. 50, 1 gr. de résorcine.

Heures :   10.30   11.50
Temp. :   37,6   37,7

2 h. soir. T. 37,7.
Prend, à 2 h., 1 gr. 25 centigr. de résorcine.

Heures :   4.40   5.50   7
Temp. :   37,7   37,8   37,9

Le 14. 8 h. 45 matin. T. 37,8.
Prend, à 8 h. 45, 80 centigr. de résorcine,

Heures :   9.40   10.30   11.15
Temp. :   37,8   37,8   37,9

3 h. 25 soir. T. 37,7.
Prend, à 3 h. 35, 1 gr. de résorcine.

Heures :   3.50   4.10   4.35   5   5.30   7
Temp. :   37,7   37,7   37,6   37,7   37,6   37,2

Le 15. 9 h. matin. T. 37,8.
Prend, à 9 h., 50 centigr. de résorcine.

Heures :   9.50
Temp. :   37,8

Prend, à 10 h. 15, 50 centigr. de résorcine.

Heure :   11.30
Temp. :   37,8

Observation II.

Juliette V..., salle Saint-Vincent, lit n° 11.
7 février. 3 h. 35 soir. T. 40,4.

Heure :	4.15
Temp. :	40,2

Prend, à 4 h. 15, 25 centigr. de résorcine.

Heure :	5.10
Temp. :	40,4

Le 9. 9 h. matin. T. 38,9.
Prend, à 9 h., 50 centig. de résorcine.
4 h. 15 soir. T. 40,6.
Prend, à 4 h. 15, 50 centigr. de résorcine.

Heure :	5.10
Temp. :	40,4

Prend, à 5 h. 10, 50 centigr. de résorcine.

Heures :	5.40	7
Temp. :	40,2	40,3

Le 10. 9 h. matin. T. 39,7.
Prend, à 9 h. 5, 50 centigr. de résorcine.

Heures :	10	11,30
Temp. :	39,2	38,8

4 h. 5 soir. T. 40.7.
Prend, à 4 h. 6, 1 gr. de résorcine.

Heures :	4.35	5.5	5.30	6.30
Temp. :	40,6	40	39,8	39,6

Le 11. 4 h. 10. T. 40,2.
Prend, à 4 h. 40, 50 centigr. de résorcine.

Heure :	5
Temp. :	39,8

Prend, à 5 h., 50 centigr. de résorcine.

Heures :	5.30	7
Temp. :	39,4	40,4

Le 12. 9 h. 35 matin. T. 39,3.
Prend, à 9 h. 45, 50 centigr. de résorcine,

Heures :   10.30   11.45
Temp. :   39,2   39,4

3 h. 50 soir. T, 40.

Prend, à 3 h. 50, 50 centigr. de résorcine.

Heures :   4.45   5.30   7
Temp. :   39,8   39,4   39,8

Le 14. 3 h. 40. T. 39,4.

Prend, à 3 h. 40, 1 gr. de résorcine.

Heures :   3.55   4.15   4.40   5,10   5.40   7
Temp. :   39,3   39,2   38,9   38,9   38,7   39,6

OBSERVATION III.

Jean G..., salle Saint-Félix, nº 14.

8 Février. 4 h. 25. T. 39,6.

Prend, à 4 h. 25, 25 centigr. de résorcine.

Heure :   5,30
Temp. :   39,4

Le 9. 4 h. 40. T. 39,9.

Prend, à 4 h. 50, 50 centigr. de résorcine.

Heures :   6.10   7.15
Temp. :   39,6   39,6

Le 10. 9 h. matin. T. 39,9.

Prend, à 9 h. 20, 50 centigr. de résorcine,

Heures :   10.30   11.45
Temp. :   38,8   39

Le 11. 4 h. 30. T. 38,9.

Prend, à 4 h. 30, 50 centigr. de résorcine.

Heures :   5.10   6.10
Temp. :   38,7   38,5

Le 12. 10 h. 35. T. 38,7.

Prend, à 10 h. 35, 50 centigr. de résorcine.

Heure :   12
Temp. :   38,4

4 h. soir. T. 39,2.

Prend, à 5 h., 1 gr. de résorcine.

                        Heure :   5.30
                        Temp. :   39

Le 13, 4 h. 40. T. 39.
Prend, à 4 h. 40, 50 centigr. de résorcine.

                        Heure :   5.40
                        Temp. :   39

Prend, à 5 h. 30, 75 centigr. de résorcine.

                        Heure :   6.50
                        Temp. :   39,2

Le 14. 4 h. T. 38,8.
Prend, à 6 h. 30, 1 gr. de résorcine.

                        Heure :   5.15
                        Temp. :   38,8

Le 35. 9 h. 20. T. 38;2.
Prend, à 9 h. 20, 75 centigr. de résorcine.

          Heures :   9.45   10.45   11.40
          Temp. :   38   37,9   37,9

ADMINISTRATION DE LA RÈSORCINE A DOSE MASSIVE.

Eugénie C..., âgée de 24 ans, entrée le 6 avril 1882, dans le service
de M. Desnos, salle Saint-Vincent, lit n° 16, pour une périmétrite et une
métrite, contracte dans le service une varioloïde qui fait monter la
température jusqu'à près de 41.

Le mercredi, 10 mai, à 9 h. 25, nous prenons la température de la
malade, son pouls et sa respiration, et nous lui faisons prendre immédiatement 2 grammes de résorcine en une seule fois.

9 h. 25. T. 40.   P. 112.   R. 22.

Au bout de cinq minutes, la malade se plaint de sifflements dans les
oreilles, de vertiges; il lui semble qu'elle tourne et voit tout danser au-
tour d'elle; elle ressent des picotements dans les mains et les genoux
elle est très animée et en proie à une hilarité assez vive; les picotements augmentent de plus en plus.

9 h. 30. T. 39,6.   P. 112.   R. 28.

A   38, la malade éprouve un tremblement ou mieux un frémisse-

ment général; son lit ne reste pas en place; elle compare ses mouvements au roulis d'un navire.

A 9 h. 35, il s'établit une transpiration abondante; les bourdonnements et les sifflements dont la malade se plaignait tout à l'heure com-
commencent à diminuer; les picotements se dissipent aussi; elle éprouve
encore un peu de tremblement. La céphalalgie, qui avait augmentée, est
moins vive; Eugénie C... ressent une grande chaleur.

9 h. 45. Temp. 39,4; P. 112; R. 24.

A 9 h. 45 la transpiration a cessé; la malade ressent toujours une
grande chaleur intérieure, au bout de cinq minutes la transpiration recommence, la chaleur augmente, elle sent de nouveau le roulis; les
bourdonnements, les sifflements et les picotements ont disparu complètement; au bout de deux à trois minutes tout disparaît : de temps à
autre Eugénie C... ressent quelques contractions involontaires et quelques bouffées de chaleur.

10 h. Temp. 39,2; P. 104; R. 20.

A 10 h. la malade se sent plus à l'aise; la chaleur et la transpiration
diminuent.

10 h. 15. Temp. 39 P. 96: R. 24.

Le pouls est petit, dépressible; les battements du cœur sont régu-
liers.

10 h. 25. Temp. 38,9; P. 92; R. 20

Le pouls est toujours petit.

10 h. 45. Temp. 38,7; P. 92; R. 20.

Eugénie C... se sent tout à fait bien.

11 h. Temp. 38.6; P. 92; R. 20.

11 h. 15. Temp. 38,8; P. 96; R. 20.

La température commence à remonter; la malade accuse toujours un
grand bien-être. Il y avait donc à peine deux heures que le médicament
avait été pris que la température remontait déjà.

A 2 h. la température était de 40,2; à 4 h. 30 de 40.

TABLEAU

9 h. 25. Temp. 40; P. 112; R. 22.

Prend à 9 h. 25 2 grammes de résorcine.

Heures :	9.30	9.45	10	10.15	10.25	10.45	11	11.15
Temp. :	39.6	39.4	39.2	39	38.9	38.7	38.6	38.8

Louis D..., atteint de fièvre typhoïde, couché au n° 2 de la salle Saint-Félix, service de M. Desnos, prend le 12 mai 2 grammes de résorcine en une seule dose à 9 h. 45 du matin.

Nous avons préalablement pris la température, le pouls et la respiration.

9 h. 55. T. 40,6 ; P. 116 ; R. 28.

A 10 h. le malade entend quelques bourdonnements qui augmentent d'intensité pendant quelques minutes.

10 h. 10. T. 40,5 ; P. 116 ; R. 38.

Louis D... présente une vive rougeur de la face et est fatigué par une transpiration abondante ; les gouttes de sueur ruissellent sur le front et les mains ; les bourdonnements ont disparu ; sensation de grande chaleur.

A 10 h. 30 la transpiration diminue et le malade se sent soulagé, plus à son aise.

10 h. 30 m. T. 39,9 ; P. 108 ; R. 32.

A 11 h. la rougeur du visage s'efface ; la transpiration a cessé ; la céphalalgie vive qui incommodait le malade avant l'administration de la résorcine a disparu complètement.

11 h. 15 m. T. 39,8 ; P. 108 ; R. 32.

La température, 1 h. 30 m. après l'absorption de la résorcine ne s'était abaissée que de 8 dixièmes de degré et dans l'observation précédente elle s'était abaissée dans le même temps de 1° et 4 dizièmes en donnant lieu, il faut le dire, à des phénomènes plus complexes.

TABLEAU.

9 h. 45 m. T. 40,6 ; P. 116 ; R. 28.
Prend 9 h. 45 ; 2 grammes de résorcine.
Heures, 10 h. 10   10 h. 35   11 h. 15.
T.   40,5   39,9   39,8

13 mai. Nous avons administré au même malade 3 grammes de résorcine en une seule dose et voici ce que nous avons observé.

2 h. 20. T. 41,9 ; P. 116 ; R. 32.

Prend à 2 h. 20 3 grammes de résorcine.

Au bout d'un quart d'heure le malade éprouve une sensation de chaleur ainsi qu'un commencement de transpiration ; il accuse aussi quelques bourdonnements ; mais pour les entendre, il a, me dit-il, besoin de toute son attention et ne m'en aurait pas parlé, si je ne le lui avais pas demandé à plusieurs reprises.

2 h. 45. T. 40,8.

A 2 h. 50. Rougeur de la face ; la transpiration est très abondante, la sueur perle sur tout le corps du malade, il se trouve accablé par la chaleur.

3 h. 10. T. 39,8. P. 100. R. 32.

3 h. 30. T. 39,4.

A 3 h. 30 Louis D... se sent plus à son aise ; la chaleur diminue ainsi que la transpiration ; il commence à s'assoupir ;... il s'endort.

Nous le réveillons pour lui prendre la température.

3 h. 45. T. 39,2.

Il s'endort de nouveau ; à 4 h. 15, en se réveillant il nous raconte qu'il se sent tout drôle ; il ne savait plus ou il était, il est plus dispos et ne ressent plus cet accablement dont il se plaignait tout à l'heure.

4 h. 15. T. 39,8.

La température commence à remonter 2 heures après l'ingestion de la résorcine et après avoir subi un abaissement de 2 degrés et sept dizièmes.

4 h. 40. T. 40.

TABLEAU

2 h. 20. T. 41.9 ; P. 116, R. 32.

Prend à 2 h. 20 3 grammes de résorcine.

Heures ;	2.45	3.10	3.30	3.45	4.15	4.40
Temp.;	40,8	39,8	39,4	39,2	39,8	40,0

Ces observations montrent que nous avons toujours constaté après l'administration de la résorcine un abaissement de la température. Il se produit progressivement depuis le moment de l'ingestion pendant une heure et demie, deux heures, en général, pour laisser ensuite la température revenir à son point de départ ou à peu près. En même temps que la chute de la fièvre nous avons aussi noté une diminution dans le nombre des pulsations ; quant aux mouvements respiratoires, l'effet produit n'a pas été constant ; nous avons eu à enregistrer tantôt une augmentation, tantôt une diminution dans le nombre de ces mouvements. Les autres phénomènes, comme les vertiges, les bourdonnements, la transpiration abondante, la rougeur de la face se sont manifestés dans nos expériences comme dans celles de M. Lichthein ; cependant nous n'avons pas constaté de phénomènes cérébraux comme le délire dont il parle, par exemple.

L'abaissement de température que nous avons obtenu peut aller jusqu'à 3 degrés et il ne se maintient pas aussi longtemps que M. Lichthein le rapporte ; presque toujours la température remonte vers la deuxième heure et non pas le plus souvent après trois ou quatre heures. Il est arrivé parfois qu'au lieu de l'abaissement de température nous avons constaté une élévation malgré l'administration de la résorcine ; les doses étaient très faibles dans ces cas, et c'est toujours le matin que nous l'avons observée, c'est-à-dire qu'à ce moment la température suivait sa marche ascensionnelle sans être influencée par le médicament pris à trop petites doses. Dans ces cas mêmes, nous sommes en désaccord avec le praticien allemand, parce que nous n'attribuons pas à la résorcine prise en si petite quantité l'ascension de la température, tandis qu'il admet que la résorcine à haute dose produit toujours une augmentation de la fièvre avant l'abaissement de la température.

EXAMEN DES URINES

Nous avons examiné les urines des malades qui étaient traités par la résorcine au double point de vue de la quantité et de la qualité. Ce médicament ne nous a pas paru exercer

sur la quantité des urines rendues en vingt-quatre heures
une action sensible. Dans tout état fébrile l'on sait qu'il
y a une diminution notable de la quantité des urines par
le fait même de la fièvre ; dans le cas où nous avons constaté un abaissement de température nous avons toujours
remarqué que la quantité de l'urine augmentait dans une
proportion relative. De même, lorsque par l'action de la résorcine il se produisait une abondante sécrétion de sueur,
l'excrétion rénale paraissait diminuer un peu.

Au moment de la convalescence de nos malades atteints
de fièvre typhoïde il s'est produit chez quelques-uns d'entre
eux une diurèse considérable qui allait jusqu'à trois et
quatre litres en vingt-quatre heures ; il est évident qu'elle
n'a rien à voir avec l'action du médicament ; c'est en effet
un phénomène qui se rencontre souvent dans la convalescence de maladies graves. Cependant nous devons faire remarquer que la médication par la résorcine a paru, chez le
malade de l'observation XI, augmenter la quantité de
l'urine rendue en vingt-quatre heures. Elle s'élevait en
effet à plus de deux litres, et elle a atteint trois litres et 70°
grammes alors que la température du soir était de 40°2.

Nous avons laissé séjourner à plusieurs reprises, par des
temps froids et chauds, de l'urine de malades qui avaient
absorbé de la résorcine. La décomposition des liquides en
expérience était toujours retardée, mais d'une manière variable.

L'examen physique et chimique des urines des malades
traités par la résorcine nous a montré qu'en effet c'est bien
par cette voie que se fait entièrement, ou du moins, en
grande partie, l'élimination de ce médicament. Les urines
présentent, comme le dit notre collègue le Dr H. Callias
une coloration brunâtre plus ou moins foncée. Cependant
nous devons ajouter que cette coloration est sujette à des

variations considérables, bizarres, et que malheureusement
dans l'état actuel, nous ne pouvons attribuer à aucune
cause. Chez plusieurs de nos malades qui prenaient jour-
nellement deux ou trois grammes de résorcine nous avons
vu l'urine qui s'était pendant un certain nombre de jours
colorée en brun plus ou moins foncé, devenir très claire, à
tel point que nous étions tenté souvent d'y rechercher la
présence du sucre. Chez un de nos malades qui était couché
au numéro 21 de la salle Saint-Félix, le phénomène s'est
produit avec une grande netteté. Le malade prenait alors
7 grammes de résorcine; le lendemain matin l'urine était
excessivement claire : nous lui prescrivons 8 grammes de
résorcine ; l'urine des vingt-quatre heures présente le matin à la visite une coloration très foncée, non pas brune,
mais noire ; il prend encore de la résorcine à la dose de 8
grammes et le lendemain les urines avaient pris une coloration différente. A quoi attribuer ces changements, nous
n'en savons absolument rien. Il faut aussi rappeler une
autre coloration que nous avons remarquée dans l'expérience VI faite sur nous même et dans laquelle les urines
émises une heure ou deux après l'ingestion de 7 grammes
de résorcine présentaient une coloration rougeâtre (tisane
de queues de cerises) aussitôt après l'émission, coloration
qui le lendemain avait passé au violet.

La recherche de la présence de la résorcine ou de ses dérivés dans les urines est très difficile et nous dirons même
pour le moment presque impossible au lit du malade. Le
seul réactif que conseille M. le Dr H. Callias est le perchlorure de fer. Il ne nous a pas rendu de grands services et les
résultats que l'on obtient avec ce sel sont très divers. On
sait que le perchlorure de fer précipite dans les urines les
phosphates et les carbonates à l'état de phosphates
et de carbonates de fer. Ce précipité avec des urines ordinaires présente une teinte plus ou moins blan-

châtre et qui même nous a paru souvent plus foncée ; lorsque l'on ajoute de la résorcine pure à de l'urine ainsi traitée, le précipité présente une coloration gris violacé ; mais lorsque l'on emploie de l'urine des malades traités par la résorcine le précipité obtenu est non pas gris violacé mais grisâtre et se rapproche autant que possible du précipité blanchâtre obtenu avec des urines ordinaires. On ne peut donc pas compter sur ce réactif qui ne peut donner que des résultats incertains. En effet nous avons traité de nombreuses fois les urines par le perchlorure de fer et, mélangeant les tubes à expériences, il nous était souvent difficile et même impossible de dire quelles étaient les urines qui contenaient de la résorcine ou de ses dérivés.

Lorsque l'on traite une solution de résorcine par l'éther et qu'après l'avoir décantée on ajoute de l'hypochlorite de soude on obtient une belle coloration rouge. Nous avons traité par ce procédé quelques urines émises peu de temps après l'absorption de la résorcine et traitées immédiatement ; nous avons obtenu à plusieurs reprises une faible coloration rouge que nous ne pouvions plus retrouver quelquelque temps après dans la même urine. Peut-être y avait-il alors une faible quantité de la résorcine à l'état libre et non transformée et qui au bout de peu de temps se serait modifiée au contact de l'air et en donnant lieu à une coloration plus foncée de l'urine. Il faut rappeler que Dubois-Reymond, en faisant porter son analyse sur quarante litres d'urine, n'a pu retrouver de la résorcine à l'état libre ; il a trouvé de l'hydrochinone et de la brenzcatéchine. Beauman et Preusse avaient obtenu les mêmes résultats (1).

Nous avons employé l'eau bromée qui donne, avec des solutions aqueuses de résorcine, un remarquable précipité

____

(1) Dubois-Reymond. Archives de 1879, supplément B. D., 1,61.

vert-pré ; les résultats obtenus ont été divers et peu satisfaisants.

Une réaction qui a été observée avec toutes les urines de
malades ayant absorbé de la résorcine est celle de l'acide
sulfurique qui nous a toujours donné une magnifique coloration rouge tournant au noir par l'ébulition, ce qui est dû
évidemment aux matières organiques qui se carbonisent.
Cette coloration rouge est analogue à la coloration obtenue
dans les urines qui contiennent beaucoup d'urates ; la teinte
nous a semblé un peu différente ; y aurait-il dans les urines
des malades traités par la résorcine des urates en plus
grande quantité qu'à l'état normal ? — Nous n'avons pas
été à même de le constater. En résumé nous n'avons pas
trouvé de réactif bien sensible et indiscutable pour rechercher la présence de la résorcine dans les urines.

On peut y rechercher l'indican, le sucre et l'albumine par
les procédés ordinaires. Et nous devons signaler que des
doses même assez fortes de résorcine n'ont jamais eu pour
effet de faire apparaître de l'albumine dans l'urine.

Nous aurions voulu nous rendre compte exactement du
temps que met la résorcine pour apparaître et disparaître
de l'urine. L'insuffisance des réactifs ne nous a pas permis
de le faire d'une manière très exacte. Cependant nous pouvons dire que la résorcine passe dans l'urine de une heure
et demie à deux heures après l'ingestion et que nous croyons
en avoir trouvé encore deux ou trois jours après la suppression du médicament.

En résumé, nous avons pu constater, dans le cours de
nos recherches, l'action positive de la résorcine sur la température ; elle produit un abaissement sensible. C'est un
médicament sur lequel on peut compter dans certaines

maladies, parmi lesquelles nous placerons la fièvre typhoïde , dans laquelle elle nous a rendu service. C'est un
médicament qui n'est pas difficile à se procurer et dont le
prix n'est pas très élevé ; cependant comme les doses pour
être actives sont assez fortes, il reviendrait à peu près au
prix du sulfate de quinine. Nos expériences ne sont pas
assez nombreuses pour donner la préférence à la résorcine
sur bien d'autres médicaments ; mais nous croyons que
l'on pourra souvent y avoir recours utilement. Nous aime-
rions voir ce médicament employé dans la thérapeutique
chirurgicale, et pourquoi n'utiliserait-on pas l'action antiseptique de la résorcine en préparant un pansement à la
résorcine analogue au pansement phéniqué de Lister ? Les
accidents produits par la causticité et la toxicité de l'acide
phénique seraient beaucoup moins à craindre avec la résorcine.

Avant de terminer, nous tenons à parler en quelques
lignes des expériences que le Dr J. Andeer a faites sur
l'emploi de la résorcine dans la diphthérie. A notre avis
les résultats obtenus par le praticien allemand sont beaucoup trop beaux et trop affirmatifs pour nous inspirer une
grande confiance et établir notre conviction ; lorsque nous
avons lu le récit de ces succès invariablement obtenus en
huit jours et sans récidive ni suites fâcheuses dans une maladie si grave et si difficile à guérir que la diphthérie, un
grand doute s'est élevé dans notre esprit. Le diagnostic
était-il absolument exact ? M. le Dr J. Andeer dit bien,
mais sans autres explications, qu'il a expérimenté pendant
deux ans, que le contrôle a été des plus minutieux et que,
même dans les cas les plus graves, il a obtenu d'excellents
résultats. Ces assertions auraient, nous le pensons, besoin
d'être appuyées par un examen bien minutieux de chaque
malade et par un récit très précis, jour par jour, de tous

les symptômes observés ; de cette façon les observations auraient un caractère plus scientifique et pourraient être discutées ; nous n'en connaissons que les conclusions. M. le Dr H. Callias rapporte dans sa thèse une observation d'angine diphthéritique guérie par la résorcine. M. Dujardin-Beaumetz a employé une solution au 1/100 et des pulvérisations au 1/200 ; mais la malade n'aurait-elle pas guéri par un autre traitement ; nous avons actuellement dans notre salle de femmes, service de M. Desnos, une jeune malade de 18 ans qui est entrée pour une angine diphthéritique. M. Desnos a fait toucher l'arrière-gorge, le voile du palais, les amygdales, la luette avec du jus de citron, il a employé les pulvérisations à l'eau de chaux ; la malade a parfaitement guéri en très peu de temps (huit à dix jours). Si nous avions employé la résorcine, le résultat eût été le même, sans aucun doute, et le traitement par ce médicament aurait eu à son actif un succès de plus à enregistrer !

Néanmoins nous souhaitons que des recherches soient entreprises dans ce but ; et l'on n'aurait certainement pas perdu son temps si l'on trouvait dans la résorcine un remède spécifique contre ce mal terrible qui enlève chaque année tant de malheureux enfants, sans compter les victimes qu'il fait trop souvent parmi nos collègues qui se dévouent à les soigner.

CONCLUSIONS.

I. Chez l'homme, à l'état physiologique, l'administration de la résorcine a, depuis la dose de 2 grammes, déterminé toujours un abaissement de la température; il se produit un quart d'heure après l'ingestion du médicament et peut se prolonger pendant plusieurs heures.

II. La résorcine est un médicament dangereux à dose massive; il y a dans la science un ou deux cas d'empoisonnement par la résorcine; entre autres celui du Dr W. Murrel, qui vit la dose de 3 gr. 50 déterminer des accidents très graves, qui, néanmoins, purent être conjurés. Dans les expériences du Dr J. Andeer et dans les nôtres, des doses de 7 et 10 grammes ont donné lieu à des phénomènes d'intoxication.

III. Les animaux possèdent une résistance plus grande que l'homme à l'intoxication par la résorcine. En effet, à la dose de 10 à 20 centigrammes par kilogramme du poids de l'homme, la résorcine produit des phénomènes d'intoxication; chez les animaux on n'observe ces symptômes que de 30 à 60 centigrammes et la mort survient lorsque la dose varie de 90 centigrammes à 1 gramme par kilogramme du poids de l'animal; il est probable que chez l'homme la mort surviendrait après l'absorption d'une dose beaucoup moins forte.

IV. Dans la tuberculose pulmonaire l'action antiseptique et antiputride de la résorcine ne s'est jamais manifestée.

V. Dans le rhumatisme articulaire aigu, l'action de la résorcine sur la marche de la maladie est douteuse.

VI. La résorcine possède incontestablement la propriété d'abaisser la température comme nous l'avons observé dans la fièvre typhoïde.

VII. Cet abaissement peut varier dans des proportions considérables, de 2 dizièmes de degré à 3°; il se produit rapidement après l'ingestion du médicament et n'est que transitoire ; on pourrait peut-être l'obtenir permanent en répétant les doses d'une manière régulière.

VIII. Nous avons pu donner jusqu'à 10 grammes de résorcine par jour sans provoquer d'accidents.

IX. La résorcine prise à la dose de 1, 2 et 3 grammes en une seule fois détermine presque toujours une transpiration abondante avec laquelle coïncide souvent l'abaissement maximum de la température.

X. La résorcine s'élimine par les urines dans un temps qui paraît varier de une heure à trois jours.

XI. Nous souhaitons avec le Dr H. Callias que la résorcine soit expérimentée dans son application chirurgicale dans les mêmes conditions que l'acide phénique, dont elle ne possède ni la toxicité, ni la causticité.

Paris. — A. PARENT, imprimeur de la Faculté de médecine, rue Monsieur-le-Prince, 31.
A. DAVY, successeur.

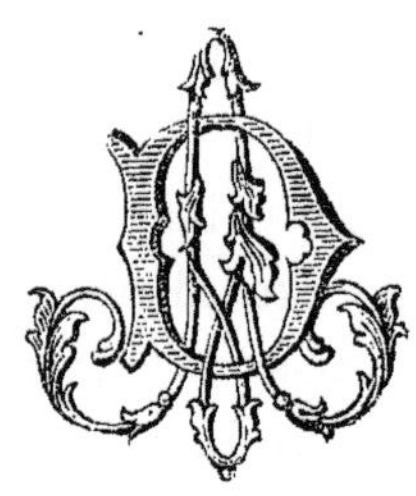